国際看護

言葉・文化を超えた看護の本質を体現する

看護学テキスト
Basic & Practice
統合と実践

Gakken

■■■ 編　集
一戸　真子　　埼玉学園大学大学院経営学研究科ヘルスケアサービス・マネジメント・教授

■■■ 執筆者（執筆順）
岩﨑　榮　　　NPO法人 卒後臨床研修評価機構・専務理事（本書を読む方に執筆）
一戸　真子　　同上（はじめに，Step 1-1，1-2，2-4 執筆）
米山　芳春　　独立行政法人 国際協力機構（JICA）東南アジア・大洋州部・次長（Step 1-3 執筆）
李　　祥任　　独立行政法人 国際協力機構（JICA）人間開発部保健第二グループ・特別嘱託（Step 1-3 執筆）
川上　剛　　　国際労働機関（ILO）・労働行政・労働監督・労働安全衛生部・上級専門家（Step 1-4 執筆）
佐野　友美　　公益財団法人 大原記念労働科学研究所国際協力センター・研究員（Step 1-4 執筆）
東　　智子　　熊本赤十字病院・看護部長（Step 1-5 執筆）
井出　訓　　　放送大学大学院文化科学研究科生活健康科学プログラム・教授（Step 2-1，2-2 執筆）
井上　洋士　　放送大学大学院文化科学研究科生活健康科学プログラム・教（Step 2-3 執筆）
小川　里美　　日本赤十字九州国際看護大学国際看護学・准教授（Step 3-1-①執筆）
金子　佳世　　新潟医療福祉大学健康科学部看護学科・講師（Step 3-1-②執筆）
南谷かおり　　地方独立行政法人 りんくう総合医療センター国際診療科・部長（Step 3-2-①執筆）
新垣　智子　　地方独立行政法人 りんくう総合医療センター・外来副看護師長 兼 国際診療科（Step 3-2-②執筆）

編集担当：瀬崎志歩子
編集協力：山本麻実
カバー・本文デザイン：野村里香
DTP：(株)真興社
本文イラスト：(株)真興社，(株)日本グラフィックス

本書を読む方に

　国際的視野に立った看護師養成の必要性は，今に始まったことではない．わが国の看護に携わってきた先達の多くは，海外に目を向け，海外で学び，それらの成果を持ち帰り，わが国の看護界をリードしてきた経緯がある．そして，わが国独自の看護の発展に大いに寄与したことは，疑う余地もない．また，そのまま外国の地にとどまり，広く海外で活躍している人もいる．

　しかし近年，看護界のみならず，医療界全般において，海外で学ぶという希望をもつ若者が少なくなったとの危惧がなされている．

　このことは，すべての社会がグローバル化していく時代に，こと看護界を含む医療界にとっての重大な問題である．このような問題解決のためにも，看護教育の一環としての国際看護の本書が，従来とは異なるねらいで刊行されたことは意義深い．本書は『Basic & Practice 国際看護』とあるように，単なる知識の切売りではなく，即実践に結びつけることのできる実用性の高いものになっている．

　本書の基本的なコンセプトである「座学と実践を結びつける」ということが，随所に生かされており，学習者の学習へのモチベーションを高めるだけでなく，すぐにでも実践の現場へと向かわせることになる．

　新進気鋭の若き執筆者たちが国際看護に情熱を傾けて執筆しただけあって，本書はそのままに国際的な場で応用可能である．グローバルスタンダードの必要性やグローバルヘルスとミレニアム開発目標がわかりやすく解説され，また，政府開発援助（ODA）や国際協力機構（JICA）の事業において看護師の活躍の場があることが述べられており，読者にとって具体的なキャリアイメージが描ける内容となっている．さらに，産業保健の視点においては，開発途上国の職業病や，労働災害による健康障害リスクへの対策が重要な課題となっていることにふれられており，グローバル化した災害への対応も看護師には求められていることがわかる．

　また，国際医療・看護実践を学ぶ基礎として，改めて看護とは，ケアとは，そして，西欧とくに宗教，戦争による看護の発展，ナイチンゲールによる近代看護の確立との対比において，わが国の看護の歴史的発展過程も踏まえ，深い部分での看護理論の重要性についても解説が加えられている．わが国において今始まったばかりの国際診療・看護の現状にもふれ，国際看護の今後の課題についても述べられている．執筆者各々の経験に基づく実践的でパワーあふれる一冊となっている．本書を手にした若き学生たちが，一度は海外での学習を経験する衝動に駆られるであろうことは間違いない．

　「患者を診ずに本だけで勉強するのは，まったく航海に出ないに等しい．一方，本を読まずに患者を診るのは，海図を持たずに航海するに等しい」とはウイリアム・オスラーの言葉である．

　多くの教育学者によって一般的に認められていることとして，「教育とは学習者の行動に価値ある変化をもたらすプロセスである」といわれている．本書を範として，価値ある行動変容をもたらすような学習者であることを期待したい．

2016 年 7 月

NPO 法人 卒後臨床研修評価機構 専務理事

岩﨑　榮

はじめに

　私達は，広大な宇宙空間の中の太陽系惑星のうちの一つの地球という，生命の宝庫の星に生きていることを考えたことがあるだろうか．日本は地球上の一つの国であることを意識して，日々過ごしているだろうか．患者中心のケアを考える時，日本人のための日本人によるケアのみを想定してはいないだろうか．チーム医療を検討する際に，無意識のうちに日本人同士によるチームばかりを考えてはいないだろうか．

　昨今の私達の日常生活を取り巻く諸環境がまさに国際化となっていることは，誰もが認識していることであろう．インターネット等の普及により瞬時に世界中の情報が飛び込んでくる，連日世界中で起きている出来事がニュースとして報道され，日本人も各国で活躍していることが理解できる，飛行機を利用してその日のうちに地球の裏側にも移動することができる，毎日食べる食材もバリエーション豊かであり，世界中で栽培されたものが店頭に並んでおり，まさに本格的な国際化となってきたといえる．

　医療を取り巻く環境も例外ではない．院内で新しく購入した最新の医療機器や手術用ロボットは，ドイツ製やアメリカ製だったりしている．多くの種類の医薬品類も，外国の製薬企業による製品である．新興感染症や再興感染症も，最近ではこれまでに日本で発生していないものも多い．また，ナイチンゲールをはじめとする看護学の諸理論を構築してきた先人達の多くは日本人ではなく，私達は外国の臨床家や研究者からたくさんのことを学んでいる．このことを考えると，国際化はごく当たり前のことなのである．

　本書の目的とするところは，看護の知識やスキルとして学習し，実践してきたことについて，国際的な視野に立ってもう一度考えていただくことにある．公衆衛生状況と疾病構造の関係，療養環境の違いを考慮した看護ケアのあり方，文化や宗教観，言語の異なる患者とその家族，医療従事者間のコミュニケーションの質などについて，本書を通して今一度新たな発見や気づきがあれば，本書の役割は果たせたといえよう．

　本書では，いずれの章の執筆者も，自らの経験や知見を最大限活用して，読者にわかりやすく伝えてくれている．是非，楽しみながら読み進めていただきたい．本書を学習し終えた時，自身のプロフェッションとしてのキャリアに国際的な視点が加えられ，日本での実践にも更に磨きがかかり，あるいは国際舞台で活躍する人材が一人でも増えることにより，より多くの患者さんと家族が救われ，看護学の更なる発展につながることを心より願っている．

　最後に，本書の企画を提供して下さった学研メディカル秀潤社の向井直人氏に心より感謝申し上げるとともに，構成段階から完成まで誠心誠意一緒に取り組んで下さった同編集担当の瀬崎志歩子氏に，この場を借りて心よりお礼申し上げたい．

2016年7月

埼玉学園大学大学院経営学研究科
ヘルスケアサービス・マネジメント 教授
一戸　真子

Contents　国際看護　言葉・文化を超えた看護の本質を体現する

■ 本書を読む方に ……………………………………………………………………… 岩﨑　榮
■ はじめに …………………………………………………………………………… 一戸真子

Step 1　国際看護学に求められる視点を学ぶ

1　国際保健医療社会の現状 …………………………………………………… 一戸真子　2
はじめに　2／国際保健医療の現状と標準化　3／世界における感染症　4／国際的視野からみたさまざまな取り組み　6／国際保健医療を考える際の枠組み　9

2　国際保健医療と標準化の必要性 …………………………………………… 一戸真子　14
グローバルスタンダードとは　14／グローバルスタンダードと看護の質　19／全世界が突入する高齢化を視野に入れた国際保健医療　24

3　グローバルヘルスとわが国の国際保健医療協力 ………… 米山芳春，李 祥任　27
グローバルヘルスの変遷とミレニアム開発目標　27／わが国の国際保健政策　32／わが国のODAとJICAの保健医療協力　35／ODA事業における看護職の貢献と今後の活躍の可能性　40

4　国際的な産業保健活動における看護職の役割 ………… 川上　剛，佐野友美　45
はじめに　45／人々の労働に関連した健康障害リスクとその改善　46／職場の自主対応参加型アプローチによる健康リスク改善　48／地元の人々の生活ニーズとネットワークを知る　52／人々が健康で安全に働く権利とILOの役割　54／まとめ　56

5　国際的な視点からみた災害看護の重要性 …………………………………… 東 智子　57
グローバル化社会における災害看護の意義　57／災害医療・看護の基礎知識　58／災害看護を実践する上での原理・原則および倫理観　64／近年発生した災害　66

Step 2　国際看護の理論を学ぶ

1　国際的視点からみた看護の歴史的変遷 …………………………………… 井手　訓　72
「看護」はいつ始まったのか　72／「ケア」はいつ始まったのか　73／看護とは　73／ケアとは　75／看護の歴史的変遷　76／わが国における看護　79

2　看護の発展を支える国際的な知識の体系 ………………………………… 井手　訓　81
看護における理論の重要性　81／ナイチンゲールの看護理論　81／ペンダーのヘルスプロモーション・モデル　82／文化を考慮したレイニンガーの理論　84

3　国際看護における看護の対象と専門性 …………………………………… 井上洋士　89
看護援助と一般の援助との違い　89／看護の専門性は何か　90／看護の対象 個人と集団・地域の人々　92／国際看護に携わるために看護師に求められること　94

4　わが国の看護師に求められる知識・技術と国際基準 …………………… 一戸真子　98
はじめに　98／新人看護職員研修ガイドライン　98／特定行為に関する看護師の研修制度の開始　99／医師卒後臨床研修制度における看護師の役割とチーム医療の重要性　100／国際基準　100

Step 3 国際医療・看護実践を学ぶ

1 国際看護の現状

①赤十字による国際活動事例 ················ 小川里美 112
赤十字とは 112／紛争地域における活動 112／開発と看護 116／おわりに 120

②国際協力機構（JICA）による国際活動事例 ················ 金子佳世 121
JICA事業とは 121／現地の人たちの「主体性」「自助努力」を引き出すために 124／活動の持続性確保のためにできること 127／まとめ 129

2 国内における国際診療・看護の現場から

①国際診療の現状と課題 ················ 南谷かおり 132
訪日外国人 132／地方独立行政法人りんくう総合医療センター 133／医療通訳サービス 133／国際医療コーディネーター 135／外国人患者の言葉の壁 136／外国人患者の文化の壁 137／外国人患者の制度の壁 139／外国人診療における医療従事者への注意点 140／まとめ 141

②国際看護の現状と課題 ················ 新垣智子 143
はじめに 143／日本国内における国際看護 143／文化を超えた看護 144／看護者と患者間の違いの認識 144／LJPへのケアで配慮すべき点 145／LJPへのケアリング―「言葉」のツールの重要性― 147／おわりに 149

略語一覧 70, 110
看護師国家試験過去問題（解答・解説） 151
看護師国家試験出題基準（平成26年版） 156
Index 157

column
国際労働機関（ILO） 川上 剛, 佐野友美 46／インフォーマル経済職場 川上 剛, 佐野友美 53／農作業に起因する健康障害リスク 川上 剛, 佐野友美 55／PCMとPDM 金子佳世 123／ニジェール共和国での住民参加型学校保健 金子佳世 127／ブルンジ共和国における「母子手帳」導入 金子佳世 128／お役立ちWEBサイト 金子佳世 131／言葉を超えるもの 新垣智子 150

本書の特徴と構成

本書は，ステップごとに段階的に理解を深められるように構成されている．

Step 1　国際看護学に求められる視点を学ぶ

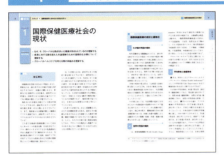

- 情報通信技術や交通手段の発達によってグローバル化はますます進み，医療の現場においても待ったなしの対応が求められている．
- 国際看護を学ぶにあたり，まず保健医療を取り巻く世界の現状，わが国が果たすべき役割を知ることは重要である．
- Step 1では，国際保健医療の実情や国際保健医療協力，国際的な視点に立った産業保健のあり方や災害看護の重要性について学ぶことができる．

Step 2　国際看護の理論を学ぶ

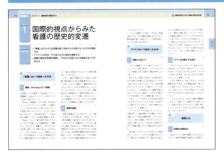

- 今日の私たちの看護の基礎を築いている考え方の多くは外国から入ってきたものであり，国ごとにさまざまな違いはあれど，看護の源流は同じであるといえる．
- Step 2では，看護の歴史的変遷や知識，対象や専門性，基準などについて，国際的な視点からまとめている．
- これまでの自身の看護理論の整理と更なる深い理解が可能となっている．

Step 3　国際医療・看護実践を学ぶ

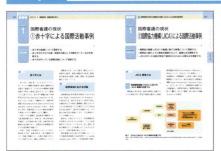

- 国際看護は，国内外を問わず展開している．
- Step 3では，赤十字や国際協力機構（JICA）による国際看護の現状や，国内における国際診療・看護現場における看護実践について解説している．
- 真剣に取り組んでいる医療や看護現場が臨場感をもって伝わり，実践現場での諸問題についても理解を深められる内容となっている．

国際看護学に求められる視点を学ぶ

Step 1

1. 国際保健医療社会の現状
2. 国際保健医療と標準化の必要性
3. グローバルヘルスとわが国の国際保健医療協力
4. 国際的な産業保健活動における看護職の役割
5. 国際的な視点からみた災害看護の重要性

ステップ 1 国際看護学に求められる視点を学ぶ

1 国際保健医療社会の現状

Step 1-1 学習目標
- なぜ，今，グローバルな視点をもった看護が求められているのか理解する．
- 疾患に対する国を超えた共通理解のための国際的な分類について理解する．
- 国際保健医療を考える際の枠組みを理解する．

はじめに

　国際連合（以下，国連）の発表によると，世界人口は，2015年7月1日現在73億4,947万2千人である[1]．国連の予測によると，世界人口は2030年には85億人，2050年には97億人，2100年には112億人と猛スピードで人口増加が進むことが予想されている．

　現在人口が10億人を超えている国は中国（13億7,604万9千人，2015）とインド（13億1,105万1千人，2015）であるが，2022年にはインドが中国を超え世界一の人口数になるとされている．また，現在最も人口増加が激しい地域はアフリカ諸国であり，2050年にはナイジェリアの人口がアメリカの人口を上回るとされている[2]．

　これまでは経済や保健医療については主にヨーロッパや北米大陸，わが国を含むアジアの一部やオーストラリアなどの先進諸国を中心に議論されてきた傾向がみられるが，今後は南米大陸やアフリカ大陸，東南アジアや中央アジアなどの諸国も含めた全大陸の関係性についての検討が強く求められている．

　一方，わが国の人口は，2016年2月1日（確定値）現在1億2,702万9千人であり，前年同月にくらべ14万3千人減少している．内訳は，0〜14歳が1,605万4千人で総人口に占める割合は12.6％，15〜64歳が7,677万3千人で総人口に占める割合が60.4％，65歳以上が3,420万2千人で総人口に占める割合が26.9％となっている[3]．地球全体でみると，日本の人口は世界人口の約1/70ということになる．

　これまでわが国では，主に看護職をはじめとする医療従事者も日本人，患者とその家族も日本人であることを前提とした教育や研修，制度や体制づくりがなされてきた感がある．しかし，われわれを取り巻く状況は変化しており，グローバルな視点から看護サービスのあり方について検討していかなければならない時期にきていると思われる．

国際保健医療の現状と標準化

1 わが国の死因の傾向

厚生労働省人口動態統計によると，2015年のわが国の死因の傾向は，全死因100%のうち死亡総数に占める割合の最も多いのは「悪性新生物」で28.7%であり，全体の死因の約3割弱を占めている．

悪性新生物の主な部位別での死亡率（人口10万対）をみると，男性では「肺」が最も高く，1993年より第1位となっている．女性では「大腸」と「肺」が高く，「大腸」は2003年以降第1位となっている．

全体の死因の第2位は，「心疾患」が15.2%，3位は「肺炎」9.4%，4位は「脳血管疾患」8.7%であり，生活習慣病および高齢者に多い肺炎などが上位を占めていることがわかる．「老衰」も6.6%で多くなってきている[4]．

わが国においては，生活習慣の見直しを含めた人々の行動変容の重要性やセルフケア能力に対するエンパワーメント[*1]，がん医療の均てん化[*2]や，死亡率の低下，緩和医療を含めた終末期医療のあり方，医療と介護の連携による高齢者のための保健・医療・介護・福祉の連携などが差し迫った課題となっている．

2 世界の死因の傾向

一方，世界保健機関（World Health Organization：WHO）が示す2012年の世界における上位10位の死因では，①虚血性心疾患，②脳卒中，③慢性閉塞性肺疾患（chronic obstructive pulmonary disease：COPD），④下気道感染，⑤気管・気管支および肺がん，⑥ヒト免疫不全ウイルス（human immunodeficiency virus：HIV）/後天性免疫不全症候群（acquired immunodeficiency syndrome：AIDS），⑦下痢症，⑧糖尿病，⑨交通事故，⑩高血圧症となっており，わが国の死因構造とは若干異なっていることに注意が必要である[5]．

国際保健医療を考える際には，わが国では少数であるが，HIV/AIDSなどを含む感染症についての理解も重要であることが確認できる．

3 平均寿命と健康寿命

表1は，WHOによるグローバルヘルスインディケーター（Global Health Indicators）[*3]としての平均寿命（life expectancy）および健康寿命（healthy life expectancy：HALE）に関するものである[6]．

WHOの統計によると，わが国の平均寿命は83.7歳（男女共，2015）であり，男女別で

---

*1 エンパワーメント（empowerment）：法的あるいは公的に権限や能力を与えられること．もともとは，1960～70年代にかけて，黒人の人権問題やフェミニズム運動において発展してきた言葉である．自らの手で自らの力を取り戻すことを意味する．
*2 がん医療の均てん化：2006年に制定された「がん対策基本法」において示された基本的施策の1つであり，がん患者がその居住する地域にかかわらず等しく科学的知見に基づく適切ながんに係る医療を受けることができるようにすること．
*3 グローバルヘルスインディケーター（Global Health Indicators）：地球全体での国際レベルにおけるヘルスケアについての指標のことをいう．

表1 WHOによるグローバルヘルスインディケーターとしての平均寿命および健康寿命（2015年）

	平均寿命		健康寿命	
	女	男	女	男
アフリカ地域	63	59	54	52
アメリカ地域	78	72	68	64
東南アジア地域	71	68	63	61
ヨーロッパ地域	81	75	72	67
東地中海地域	75	72	65	63
西太平洋地域	76	71	68	63
グローバル	73.8	69.1	64.6	61.5

WHO：World Health Statistics 2016：Monitoring health for the SDGs（http://www.who.int/gho/publications/world_health_statistics/2016/en/）をもとに作成

は，女性は86.8歳（2015），男性は80.5歳（2015）であり，女性の平均寿命は世界一である．

しかし，**表1**からわかるとおり，アフリカ地域の平均寿命は60歳前後であり，わが国との開きは20歳以上となっている．わが国は**表1**中では西太平洋地域に属し，ほかの国々をあわせると，男女とも70歳代と下がる．東南アジア諸国では，いまだ70歳前後が現状であり，グローバルな平均も女性が73.8歳，男性が69.1歳となっている．

さらに，健康寿命については，わが国は74.9歳（男女共，2015）と世界一であるが，平均寿命が最低国のシエラレオネでは健康寿命はいまだ44.4歳（男女共，2015）となっており，国家間の差が激しくなっている．

いずれの国々も平均寿命および健康寿命ともに伸びてはきているが，地球規模でみると，まだまだ人生60年の国々がたくさんあることがわかり，これらの国々のヘルスケアサービスの質的向上や医療従事者教育，公衆衛生の整備などに対する，グローバルな協力支援が強く求められていることがわかる．

世界における感染症

1 感染症に対する理解の必要性の高まり

a 感染症の種類

最近では，前述したHIV/AIDSのほか，エボラ出血熱や重症急性呼吸器症候群（severe acute respiratory syndrome：SARS），デング熱や中東呼吸器症候群（Middle East respiratory syndrome：MERS）等，いろいろな感染症に関するニュースをよく耳にするようになってきた．

現在，世界には196か国あり（わが国が承認している国の数にわが国を加えた数），うち国連加盟国数は193か国である[7]．航空機をはじめとするさまざまな移動手段の発達によ

り，地球規模で人々が移動することが可能になり，実際に移動する人々も格段に増加した．

また，地球上には当然，私たち人間のみではなく，さまざまな生物や植物等の生命が存在している．まだまだその存在が明らかになっていない，生態が十分に確認されていない生物等が多々存在している．それぞれの国の気候や風土も異なっており，人間を取り巻くさまざまな環境が異なっている．さらに，それぞれの国のヘルスケアシステムも異なっており，主な疾患についても共通のものもあれば，全くこれまで症例がない地域や国もある．本格的なグローバル化に向けて，ヘルスケア分野における詳細な取り組みが求められてきている．とりわけ感染症については十分な知識の普及が急がれている．

b　感染症の歴史的概観

感染症に関する歴史的事柄として大変有名なのはペストであろう．1350年前後のヨーロッパ大陸においては，ペストの大流行により相当な数の人々が死亡したといわれている．

最近では，1970年以降，エボラ出血熱やウエストナイル熱等少なくとも30以上のこれまで知られていなかった感染症が出現し（新興感染症），またマラリアや結核など，人類が近い将来克服できると考えられてきた感染症が再び私たちに脅威を与えている（再興感染症）．

これらの状況をふまえ，わが国においては，1998年「感染症の予防及び感染症の患者に対する医療に関する法律（感染症法）」が制定され，翌年施行されている．この法律の制定により，明治以来日本の感染症対策の基本であった「伝染病予防法」は廃止され，同時に「性病予防法」，「後天性免疫不全症候群の予防に関する法律」も廃止され，現行法に一本化された．

感染症は，①エボラ出血熱，ペストなどの1類感染症，②結核，SARSなどの2類感染症，③コレラ，腸管出血性大腸菌感染症などの3類感染症，④E型肝炎，マラリアなどの4類感染症，⑤麻疹，後天性免疫不全症候群などの5類感染症，⑥新型インフルエンザ等感染症，⑦指定感染症，⑧新感染症等に分類されており，感染力，重篤性等の総合的な観点から，きわめて危険性が高い感染症が1類感染症となっている．鳥インフルエンザは，特定の鳥インフルエンザごとに2類および4類感染症となっている．

なお，指定感染症は，政令で期間を限定して指定され1～3類に準じた対応の必要が生じた感染症である．

新感染症は，既知の感染症と病状等が明らかに異なり，感染力が強く罹患した場合の症状の程度が重篤であり，その蔓延により国民の生命と健康に重大な影響を与えるおそれがある未知の感染症である．

日本国内では今のところ1類感染症であるエボラ出血熱の発症はないが，地球規模では深刻な状況が続いている．2016年5月現在の累積患者数は，全世界では28,616名，うち11,310名が死亡している（ギニア：累積患者数3,811名，うち死亡2,543名，リベリア：累積患者数10,675名，うち死亡4,809名，シエラレオネ：累積患者数14,124名，うち死亡3,956名)[8]．

c　国内の医療体制

感染症の類型による医療体制としては，平成28年4月現在で厚生労働大臣が，1類・2類の感染症の患者・新感染症の所見がある場合の患者の入院施設として，「特定感染症指定医療機関」4病院〔成田赤十字病院（千葉

県）：2床，独立行政法人国立国際医療研究センター病院（東京都）：4床，りんくう総合医療センター（大阪府）：2床，常滑市民病院（愛知県）：2床〕を指定しており，全部で10床となっている．

さらに都道府県知事による1類・2類感染症の患者を対象とする「第一種感染症指定医療機関」も指定されており，49医療機関91床となっている．さらに都道府県知事の指定による「第二種感染症指定医療機関」が主に2類感染症の患者に対応し，3類から5類感染症については一般の医療機関において対応し，治療体制を整えている[9]．

今後は，国内でも，医師はもちろん看護職においても感染症に関する知識や状況の把握，各医療機関間における知識の共有や適切な連携がますます重要となってくると思われる．国際感染症速報データベースなどを活用しながらスムーズな連携が求められる[10]．

国際的視野からみたさまざまな取り組み

1 WHOによる危機管理 ―国際保健規則（IHR）

WHOでは，国際的な健康危機に対応するため，2005年に24年ぶりに国際保健規則（International Health Regulations：IHR）を大幅に改正し，2007年から発効している[11]．昨今のSARSや鳥インフルエンザ等といった新興・再興感染症の蔓延やテロリズムへの対策強化の必要性から改正されており，これまでの管理対象である黄熱，コレラおよびペストの3つの感染症から，Public Health Emergency International Concern（原因を問わず，国際的な公衆衛生上の脅威となる，あらゆる事象，PHEIC）として，疾患を限定せず，国際的な公衆衛生管理において重要なすべての事象に拡大した．

加盟国には，PHEICを検知してから24時間以内の通告が義務化されている．わが国においては，厚生労働省が中心となり，健康危機管理調整会議や健康危機管理部会において，国際的に懸念される公衆の保健上の緊急事態を構成するおそれのある事象を評価し，IHR事務局に通告し，情報提供を受けるしくみが構築されている．

人々の移動がグローバルになると同時に，今後は各疾病に対しても，グローバルな基準に沿った対応が求められてくる．そのため，このようなWHOが中心となり各国の協力のもとに疾患の治療や蔓延の防止に努めることがより重要となってきている．

2 国際疾病分類（ICD）

国際疾病分類（ICD）の正式名称は，疾病及び関連保健問題の国際統計分類（International Statistical Classification of Diseases and Related Health Problems：ICD）とされ，WHOは保健医療福祉分野の国際比較を可能とするため，その活用を各国に勧告している．

疾病分類は，ある一定の基準に従って疾病単位（morbid entity）を割り振る分類法のシステムと定義することができる．

各国においてどのような疾病が多く存在しているか，また人々がどのような疾病が原因で死亡したかについては，共通のルールがなければ比較できない．ICDの目的は，さまざまな国や地域から，さまざまな時点で集計された死亡や疾病のデータの体系的な記録・分析，解釈および比較を行うことである．

ICDを用いて疾病の診断およびその他の保健問題を英数字コードに置き換えることによって，データの保存，回収および分析が容易になる[12]．実際に，ICDはすべての一般疫学目的および多くの健康管理目的において，国際的な標準的診断分類になっている．得られたデータを用いることによって，人口グループの全般的な健康状態の分析ならびに罹患患者個人の属性や環境といったその他の変数との関連における疾病の罹患率，有病率およびその他の保健問題のモニタリングが可能となる．

ICDの歴史は古く，最初にわが国にICDが導入されたのは1900年（明治33年）である．WHOは約10年ごとに改訂（リビジョン）を行っており，わが国もつねに最新のものを導入している．わが国では統計法施行令にて「疾病，傷害及び死因の統計分類」と定められており，2005年に「ICD-10（1990年版）準拠」[*4]，2006年には「ICD-10（2003年版）準拠」[*5]が適用され，2016年1月から「ICD-10（2013年版）準拠」[*6]が適用されている（人口動態統計は，2017年1月分から適用開始）．

ICDは，1948年に採択された第6回改訂より従来の使用目的である死因統計のためだけではなく，疾病統計にも適用できるよう，分類を改正してきており，わが国では，3年おきに実施される患者調査や，毎年実施される社会医療診療行為別調査においてICDが用いられている．

また，医療保険の各保険者が公表する疾病分類別統計にもICDが用いられており，さまざまなところで採用されている．

さらに，2003年度より，急性期病院を中心に導入されたDPC/PDPS（診断群分類による1日あたり包括支払い方式）にも利用されており，その重要性は次第に増してきている[13]．感染症などの細分類が多く，ややわが国の現状に適さないこともあり，これまでは医療現場においても積極的に採用されてこなかった．しかし，ICDは次第に浸透してきており，今後は医療機関間における疾病統計の比較も可能となることが期待される．

3 国際生活機能分類（ICF）

国際生活機能分類（International Classification of Functioning, Disability and Health：ICF）は，人間の生活機能と障害の分類法として，2001年5月，WHO総会において採択されたものである．ICFは，人間の生活機能と障害について「心身機能・身体構造（body functions and structures）」「活動（activities）」「参加（participation）」の3つの次元および「環境因子」等の影響を及ぼす因子で構成されており，約1,500項目に分類されている．

ICFの活用により，障害や疾病をもった人やその家族，保健・医療福祉等の従事者が，障害や疾病の状態についての共通理解をもつことが可能となる．また，さまざまな障害に向けたサービスを提供する施設や機関などで行われるサービスの計画や評価，記録などの

＊4 「ICD-10（1990年版）準拠」：ICDの最新の分類．1990年，第43回世界保健総会において採択されたICDの第10回目の改訂版（第10版）のこと．
＊5 「ICD-10（2003年版）準拠」：1990年版以降2003年までに，WHOが勧告した改正点を日本語版でも改正したもの．
＊6 「ICD-10（2013年版）準拠」：2003年版以降2013年までに，WHOが勧告した改正点を日本語版でも改正したもの．

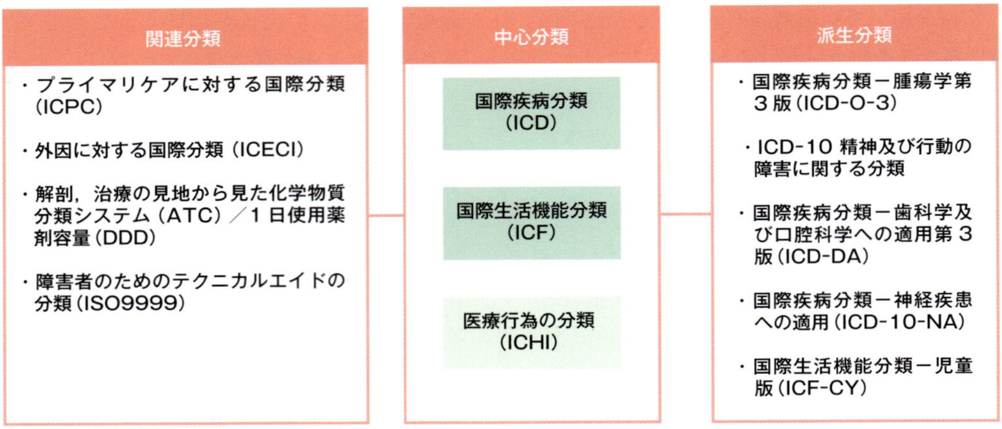

図1 WHO-FICの概念図

関連分類
- プライマリケアに対する国際分類（ICPC）
- 外因に対する国際分類（ICECI）
- 解剖、治療の見地から見た化学物質分類システム（ATC）／1日使用薬剤容量（DDD）
- 障害者のためのテクニカルエイドの分類（ISO9999）

中心分類
- 国際疾病分類（ICD）
- 国際生活機能分類（ICF）
- 医療行為の分類（ICHI）

派生分類
- 国際疾病分類－腫瘍学第3版（ICD-O-3）
- ICD-10 精神及び行動の障害に関する分類
- 国際疾病分類－歯科学及び口腔科学への適用第3版（ICD-DA）
- 国際疾病分類－神経疾患への適用（ICD-10-NA）
- 国際生活機能分類－児童版（ICF-CY）

厚生労働省大臣官房統計情報部：疾病及び関連保健問題の国際統計分類 ICD-10（2013年版）準拠 第2巻 インストラクションマニュアル（総論）仮訳，p.8-10，2015より改変のうえ引用

ために実際的な手段を提供することが可能となる．障害者に関するさまざまな調査や統計について比較検討する標準的な枠組みを提供することが可能となる，等が期待されており，わが国においても活用が検討されている[14]．

また，具体的にはICFは，ある健康状態の人に関連するさまざまに異なる領域（domains）（例：ある病気や変調をもつ人が実際に行っていること，または行えること）を系統的に分類するものである．ここでの生活機能（functioning）とは，心身機能・構造，活動，参加のすべてを含む包括用語であり，同様に障害（disability）は，機能障害（構造障害を含む），活動制限，参加制約のすべてを含む包括用語として用いられている．ICFはさらに環境因子のリストを含んでおり，これはすべての構成概念（constructs）と相互作用するものであり，利用者がさまざまな領域における個人の生活機能，障害および健康について記録するのに役立つものであるとされている[15]．

今後は保健医療サービスの質を高めるためにも，国際的な比較がより重要となってくる．日本の医療現場においても，より積極的に活用されることになることと思われる．

4 WHO国際分類ファミリー（WHO-FIC）

WHOの国際分類ファミリー（World Health Organization Family of International Classifications：WHO-FIC）とは，国際基準の枠組みとして機能させることで，健康情報システムの単位を作ろうというものである．

図1はWHO-FICの分類枠の内容を示しているものである．WHO-FICには主に2つの中心分類がある．ICDは死亡および疾病に関する情報を把握するための分類方法であり，ICFは生活機能および障害に関するさまざまな側面に関する情報を把握する分類法である[16]．

ICDはさまざまな場合に適応できるが，いくつかの専門分野においては，時に健康状態に関するさまざまな側面の情報を補う必要もある．ICDは健康の側面としての生活機能や障害を説明するには有用ではなく，医療介入

や受診理由についてもすべては含まれていない．生活機能や障害といったほかの健康状態に関する追加情報はICFにまとまって記されている．

つまり，WHOの国際分類ファミリーが目的としているのは，健康および健康管理に関連した情報を概念的に枠組みする方法である．このように共通言語ができることにより，コミュニケーションがとりやすくなり，健康規範，サービス，時間を超えていろいろな国のデータを比較することができるようになると考えられる．

WHO国際分類ファミリーは，国際的背景において集団の健康を記述し比較するための価値の高いツール（道具）であり，死亡率に関する情報（ICDによる）と，健康に関連して起こるさまざまな状況についての情報（ICFによる）とを統合することにより，集団の健康の総括的指標を作ることもできる．それは集団の健康状態とその分布をモニタし，さまざまな死因や病気がどのようにそれに影響しているのかを評価するのに役立つことが期待されている．

この国際分類ファミリーによる指標の活用によって，今後は疾病の原因や治療に役立つ，より詳細なエビデンスが収集され，国際比較されていくことになろう．

国際保健医療を考える際の枠組み

国際保健医療の視点に立った場合，いったいこれまでとどのように視点が異なるのであろうか．疾患を抱え，病に苦しんでいる患者とその家族では，国がどこであろうが同じ患者と家族ではないだろうか．また，質の高い保健・医療・福祉サービスが提供されることに関しても，同様である．**図2**は，国際保健医療を考える際の枠組みを提示したものである．

1 個人（身体，精神，スピリチュアル）

個人の身体的，精神的そしてスピリチュアルな状態は，実はその上のおのおのの円の各要因によって影響を受けていると思われる．

つまり，個人はさまざまな影響を受けながら生活しており，これらの各要因は健康や病気に少なからず影響を及ぼしていることは明白である．

2 倫理・宗教

医療現場においては，エホバの証人の輸血拒否事例などに示されるように，個々人の信仰する宗教観などは，患者の病気観や死生観などに強く影響していることが多い．わが国は宗教については自由な国であり，これまで日本人の患者とその家族を中心とした場合は，看護職は，あまり宗教観を強く意識せずケアにあたることができた．グローバルな視点からケアを考えると，多様な宗教観についての理解が必要となる．

宗教人口から考えて，キリスト教，イスラム教，仏教，ヒンドゥー教が代表的であり，その他さまざまな宗教が存在している．たとえば，仏教はわが国を含めたアジア中心となっている．キリスト教は，いくつかの宗派に分かれ，世界中に広がっている[17]．それぞれの宗教には神と人間との関係や，祈りや瞑想の違い，死後の世界観の違いなどがある．とくに終末期医療においては，さまざまな国々の患者とその家族を理解することが，最適なケアを提供するためには，宗教は大変重要と

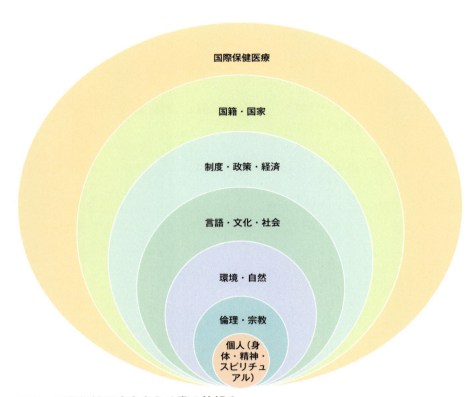

図2　国際保健医療を考える際の枠組み

なってくる．

3　環境・自然

　もう一度**図2**をみてみよう．次に環境・自然が個人を取り巻いている．環境や自然は，ミクロとマクロの双方の視点から個人に影響を与えていると思われる．ミクロの視点では家族関係や職場の人間関係などの各環境，家の構造や病院までの距離などの地理的環境，マクロの視点では寒さや暑さ，湿気などの自然環境等，病気の回復や悪化に少なからず影響を及ぼしている．

　一般的に公衆衛生学においては，「環境とは，私たちや生物を取り巻き，直接的・間接的に関係を持つすべてのもののことである」と定義され，大きく自然環境と社会的環境に大別されるとしている[18]．

　さらに，自然環境は，物理環境（日照，温熱，紫外線，騒音，振動等），化学環境（大気，水，土壌，化学物質の廃棄物等），生物環境（人間を含む動物・植物・微生物等）に分けられ，社会的環境も文化（教育・宗教），政治（戦争・紛争），経済（所得・貧困），地域環境（人口・高齢化），住環境（快適性）等，多くの要因がある．環境・自然因子の上と下に枠組みとしてかかわっている社会，経済や宗教を含めたものとして環境を位置づけていると考えられる．

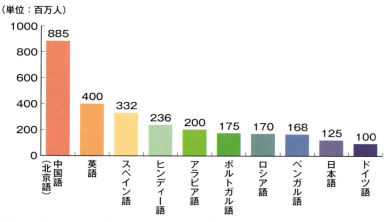

図3　世界の主な母語人口（上位10言語）
文部科学省：(1) 世界の母語人口（上位20言語）(http://www.mext.go.jp/b_menu/shingi/chukyo/chukyo3/015/siryo/06032708/003/001.html) をもとに作成

4　言語・文化・社会

環境・自然の外側には，言語や文化，社会が個人を取り巻いており，さまざまな影響を与えていることと思われる．

最近では院内の電子カルテは，すべての医療従事者に共通言語である日本語でさまざまな診療情報が共有されている．院内の各表示や書式も日本語で書かれており，また患者とのコミュニケーションも日本語が基本となっている．円滑なコミュニケーションには言語の影響は多大であり，他言語の場合には困難が生じることが予測される．

文化も影響し，衣食住すべてが世界共通ということはなく，食事を例にとってもわかるように，和食，フランス料理等各国にはそれぞれの歴史とともに継承されてきた食文化があり，使用される食材も栄養素も異なる．また前述の宗教の影響を受け，禁忌の食材もある．

グローバル化を考えた場合には，入院患者に当然，配慮が必要である．

図3は，世界の言語の分布である．世界で最も話されている言語は中国語で続いて英語，スペイン語，ヒンディー語となっている[19]．

これまでは看護職は，日本語でのケアの提供を中心に学習してきたが，グローバルな視点からみた場合，日本語がコミュニケーションの際の主な言語ということは少数の患者にしか対応できないということになる．今後，英語や中国語でのコミュニケーションのあり方についての卒前・卒後における教育や研修は，重要となってくると思われる．

5　制度・政策・経済

言語・文化・社会の外側の円では，制度・政策・経済等が影響を及ぼしていることを示している．

わが国は，すべての国民が一部負担で保険診療を受けることができる国民皆保険制度となっているが，全世界がそのようになっているわけではなく，民間保険が中心となってい

る国や，公費を主とする国などその国の政策や制度によって，実際の患者が受けるヘルスケアサービスの量や質が異なっていることにも理解を深めておくことが重要である．

6 国籍・国家

　国際保健医療に影響を及ぼす最後の円には，国籍や国家が位置づけられるが，日本人が海外においてヘルスケアサービスを受ける際には，わが国のような制度や政策の適応を受けられないので，十分なヘルスケアサービスを受けることができず，民間保険などでカバーしなければならなくなる．世界中の患者が平等にヘルスケアサービスを受けることができるべきであることは，誰もが理解している．しかし，残念ながら国家間での違いは，法の適応にもみられるように医療を含む私たちの生活のあらゆる部分において影響を及ぼしている．

　医療従事者に関しても同様である．国によって，教育内容や教育レベル，国家試験内容等が異なっており，その国々で医療行為や看護行為を行う際には，さまざまな諸条件をクリアしなければならない．また認可されている薬剤の種類や，看護職に求められている各行為の内容などが異なっているのが現状である．グローバルに各医療従事者が活躍できるように学術および政府間レベルでの協議が求められている．

引用文献

1) United Nations — Department of Economic and Social Affairs Population Division
 https://esa.un.org/unpd/wpp/ より 2016 年 8 月 1 日検索
2) United Nations — Department of Economic and Social Affairs：World Population Prospects The 2015 Revision
 https://esa.un.org/unpd/wpp/Publications/Files/WPP2015_Methodology.pdf より 2016 年 8 月 1 日検索
3) 総務省統計局：人口推計（平成 28 年 7 月報）
 http://www.stat.go.jp/data/jinsui/pdf/201607.pdf より 2016 年 8 月 1 日検索
4) 厚生労働省：平成 27 年人口動態統計月報年計（概数）の概況
 http://www.mhlw.go.jp/toukei/saikin/hw/jinkou/geppo/nengai15/index.htmlより 2016 年 8 月 1 日検索
5) WHO：The top 10 causes of death
 http://www.who.int/mediacentre/factsheets/fs310/en/ より 2016 年 8 月 1 日検索
6) WHO：World Health Statistics 2016：Monitoring health for the SDGs
 http://www.who.int/gho/publications/world_health_statistics/2016/en/ より 2016 年 8 月 1 日検索
7) 外務省：よくある質問集　世界の国数
 http://www.mofa.go.jp/mofaj/comment/faq/area/country.html より 2016 年 8 月 1 日検索
8) WHO Ebola data and statistics
 http://apps.who.int/gho/data/node.ebola-sitrep より 2016 年 8 月 1 日検索
9) 厚生労働省　感染症指定医療機関の指定状況
 http://www.mhlw.go.jp/bunya/kenkou/kekkaku-kansenshou15/02-02.html より 2016 年 8 月 1 日検索
10) Pro MED
 http://www.promedmail.org/aboutus/ より 2016 年 8 月 1 日検索
11) WHO：International Health Regulations (2005)：Areas of work for implementation
 http://www.who.int/ihr/publications/areas_of_work/en/ より 2016 年 8 月 1 日検索
12) WHO：Classification of Diseases (ICD)
 http://www.who.int/classifications/icd/en より 2016 年 8 月 1 日検索
13) 厚生労働省大臣官房統計情報部：ICD の ABC-国際疾病分類（ICD-10）の有効活用を目指して〜疾病，傷害及び死因の統計分類のよりよい理解のために〜平成 27 年度版．p.2-7.
 http://www.mhlw.go.jp/toukei/sippei/dl/icdabc_h27.pdf より 2016 年 8 月 1 日検索
14) WHO：Towards a Common Language for

Functioning, Disability and Health ICF, 2002. http://www.who.int/classifications/icf/training/icfbeginnersguide.pdf より 2016 年 8 月 1 日検索

15) 厚生労働省社会・援護局障害保健福祉部企画課:「国際生活機能分類―国際障害分類改訂版―」(日本語版)の厚生労働省ホームページ掲載について
http://www.mhlw.go.jp/houdou/2002/08/h0805-1.html より 2016 年 8 月 1 日検索

16) 厚生労働省大臣官房統計情報部:疾病及び関連保健問題の国際統計分類 ICD-10(2013 年版)準拠 第 2 巻 インストラクションマニュアル(総論)仮訳, p.8-10, 2015.

http://www.mhlw.go.jp/toukei/sippei/dl/instruction-all.pdf より 2016 年 8 月 1 日検索

17) 情報処理推進機構(IPA):世界の宗教
https://www2.edu.ipa.go.jp より 2016 年 8 月 1 日検索

18) 安岡潤子:地球規模の環境と健康. 系統看護学講座 専門基礎分野 公衆衛生 健康支援と社会保障制度 [2], 医学書院, p.82-84, 2015.

19) 文部科学省:(1) 世界の母語人口(上位 20 言語)
http://www.mext.go.jp/b_menu/shingi/chukyo/chukyo3/015/siryo/06032708/003/001.html より 2016 年 8 月 1 日検索

Step 1-1 学習の振り返り

- わが国と世界とでは死因・寿命にどのような違いがあるか説明してみよう.
- 疾患に対する国を超えた理解のために用いられる国際的な分類は, どのようなものがあるか説明してみよう.
- 国際保健医療を考える際の枠組みとはどのようなものか, 説明してみよう.

Step 1-2 国際保健医療と標準化の必要性

学習目標
- グローバルスタンダードであるICN看護師の倫理綱領を理解する．
- 国際保健医療の視点から重要な看護理論について理解する．
- 保健医療分野におけるグローバル化について理解する．

グローバルスタンダードとは

1 プロフェッションとしての看護倫理

　国際看護師協会（International Council of Nurses：ICN）は，イギリスのエセル・ゴードン・フェンウック，アメリカのラビニア・ドック，ドイツのアグネス・カールらによって創設され，100年以上の歴史をもつ国際看護専門職団体である．

　公益社団法人日本看護協会（以下，日本看護協会）は，日本における看護職の専門職能団体である．1933年にICNに加盟し，一度脱退したが，1949年に再度加盟し，今日に至っている[1]．ICNでは看護師を次のように定義している．

　「看護とは，あらゆる場であらゆる年代の個人および家族，集団，コミュニティを対象に，対象がどのような健康状態であっても，独自にまたは他と協働して行われるケアの総体である．看護には，健康増進及び疾病予防，病気や障害を有する人々あるいは死に臨む人々のケアが含まれる．また，アドボカシーや環境安全の促進，研究，教育，健康政策策定への参画，患者・保健医療システムのマネージメントへの参与も，看護が果たすべき重要な役割である．」[1]

　ここに書かれている内容は，すべての国々の看護師に求められるプロフェッションとしての職業内容と解することができる．どの国のどのような患者に対しても，看護の専門性が発揮できることが求められているといえる．

　表1は，ICN看護師の倫理綱領（2012年版）である．倫理綱領の前文には，「看護には，文化的権利，生存と選択の権利，尊厳を保つ権利，そして敬意のこもった対応を受ける権利などの人権を尊重することが，その本質として備わっている」としており，患者個人のさまざまな権利を尊重することが看護師に求められており，このことは大変重要である．

　また，基本領域の「1. 看護師と人々」においては，「看護師は，看護を提供するに際し，個人，家族および地域社会の人権，価値観，習慣および信仰が尊重されるような環境の実現を促す」こととしている．これは個人

表1　国際看護師協会（ICN）看護師の倫理綱領（2012年版）

前文

看護師には4つの基本的責任がある．すなわち，健康を増進し，疾病を予防し，健康を回復し，苦痛を緩和することである．

看護のニーズはあらゆる人々に普遍的である．

看護には，文化的権利，生存と選択の権利，尊厳を保つ権利，そして敬意のこもった対応を受ける権利などの人権を尊重することが，その本質として備わっている．

看護ケアは，年齢，皮膚の色，信条，文化，障害や疾病，ジェンダー，性的指向，国籍，政治，人種，社会的地位を尊重するものであり，これらを理由に制約されるものではない．

看護師は，個人，家族，地域社会にヘルスサービスを提供し，自己が提供するサービスと関連グループが提供するサービスの調整をはかる．

倫理綱領の基本領域

1. 看護師と人々

- 看護師の専門職としての第一義的な責任は，看護を必要とする人々に対して存在する．
- 看護師は，看護を提供するに際し，個人，家族および地域社会の人権，価値観，習慣および信仰が尊重されるような環境の実現を促す．
- 看護師は，個人がケアや治療に同意する上で，正確で十分な情報を，最適な時期に，文化に適した方法で確実に得られるようにする．
- 看護師は，個人情報を守秘し，これを共有する場合には適切な判断に基づいて行う．
- 看護師は，一般社会の人々，とくに弱い立場にある人々の健康上のニーズおよび社会的ニーズを満たすための行動を起こし，支援する責任を社会と分かち合う．
- 看護師は，資源配分および保健医療，社会的・経済的サービスへのアクセスにおいて，公平性と社会正義を擁護する．
- 看護師は，尊敬の念をもって人々に応え，思いやりや信頼性，高潔さを示し，専門職としての価値を自ら体現する．

2. 看護師と実践

以下省略

3. 看護師と看護専門職

以下省略

4. 看護師と協働者

以下省略

＊この文書中の「看護師」とは，原文ではnursesであり，訳文では表記の煩雑さを避けるために「看護師」という訳語を当てるが，免許を有する看護職すべてを指す．

国際看護師協会（ICN）および日本看護協会（Copyright © 2012 by ICN, http://www.nurse.or.jp/nursing/international/icn/document/ethics/index.html, 2013年7月 公益社団法人日本看護協会訳）

の価値観や習慣，信仰等，前述の国際保健医療を考える際に必要な要素が含まれていることがわかる．

さらに，ICNでは，看護行為のための国際分類（International Classification for Nursing Practice：ICNP）を提示しており，看護行為の標準化を目指している[2]．

一例をあげると，「リスク（Risk）」についての定義は，「可能性の1つで，損失または問題が起こる可能性，ある程度の確率で起こると予測される問題，潜在的に否定的な状態」と定義されており，日本語訳は日本看護協会が行っている．このように，用語の意味や考え方を各国で共有し活用することにより，次

表2　ネイル・モーニィによるコミュニケーションのタイプ

コミュニケーションのタイプ	影響する因子	
1) 口頭あるいは言語によるコミュニケーション（Oral or Verbal Communication）		
2) 文字のコミュニケーション（Written Communication）		
3) 非言語コミュニケーション—身振り，声調等（Non-verbal Communication-Para Language）	①声の調子（Tone of Voice） ②程度・度合（Pitch） ③話すスピード（Speed of Speech） ④声の明瞭さ（Clarity of Voice） ⑤ためらい，躊躇（Hesitation）	
4) 非言語コミュニケーション—ボディ・ランゲージ（Non-verbal Communication-Body Language）	①アイコンタクト（Eye Contact） ②顔の表情（Facial Expression）→ ③近さと個人のスペース（Proximity and Personal Space） ④顔と顔の位置（方向）（Face-to-Face Positions〔Orientation〕） ⑤身体の動作（Body Movement） ⑥姿勢・ポーズ（Posture） ⑦緊張度（Muscle Tension） ⑧身振り・手振り（Gestures）	「②顔の表情」の12の表情 ・攻撃的（Aggressive） ・心配（Anxious） ・うんざりした（Bored） ・用心深い（Cautious） ・信用しない，不審な（Disbelieving） ・幸福，満足した（Happy） ・嬉しい（Joyful） ・否定的（Negative） ・楽観的な，楽天的な（Optimistic） ・安心した（Relieved） ・悲しい（Sad） ・驚いた（Surprised）

Neil Moonie：Health & Social Care. p.45-55, Heinemann, 2005をもとに作成

第に看護行為の国際標準化が進むことが期待される．

2　コミュニケーションの重要性

すでに述べてきたように，日本は多民族，多言語国家ではない．したがって，当たり前のように日本語の文字情報および日本語を使用しての会話を中心に，患者情報の収集や，患者ニーズの把握と記録，インフォームド・コンセントの実施，ケアの提供や患者教育等を実施してきている．そして，認知症の高齢者や幼児等を除く通常の意思決定を行える患者に関しては，あまり意識せずにコミュニケーションを図ってきている．

ここで，改めて患者と医療従事者とでは使用する言語が異なると想定してみるとどうであろうか．

ネイル・モーニィは，コミュニケーションのタイプを**表2**に示した4つに分けている．

3) 非言語コミュニケーション—身振り，声調等（Non-verbal Communication-Para Language）については，①声の調子（Tone of Voice），②程度・度合（Pitch），③話すスピード（Speed of Speech），④声の明瞭さ（Clarity of Voice），⑤ためらい，躊躇（Hesitation）それぞれが影響しており，スキルが求められるとしている．

さらに，4) 非言語コミュニケーション―ボディ・ランゲージ（Non-verbal Communication-Body Language）については，**表2**に示した8つの因子をそれぞれ分析することが重要であるとしている[3]．これらのコミュニケーション分類は医療現場においても大変有用であると思われる．

当然，日常においては実践されていることと思われるが，医療者は日本語での対応に頼らずとも，このようなコミュニケーションをより詳細に意識することによって，自らをトレーニングし，患者を観察しなければならないのであろう．

また，②顔の表情（Facial Expression）では，**表2**に示した12の表情を示しており，コミュニケーション時にはそれぞれの表情の分類に基づき対象者を観察するべきであるとしている．

患者に関するアセスメント時には，看護職それぞれが日本語の多様な表現で，患者観察結果を示しているが，今後は整理・標準化する必要があると思われる．

マーガレットらは，現在の臨床現場には情報が溢れており，臨床情報を即時に伝達して効率を上げようとする努力が続けられ，伝達される情報量は増えているにもかかわらず，コミュニケーションはむしろ悪くなっていると分析している[4]．さらにコミュニケーションを，「十分に受け入れられ理解されるための情報，思考および感情の伝達」と定義した上で，疼痛管理，精神面の支援，患者教育，患者の選択の尊重，退院・転院，および入院中の家族の役割とニーズという重要な各側面においては，重要かつ不可欠な要素であるとしている[4]．

今後，コミュニケーションのあり方についての科学的かつ分析的なアプローチがより重要となってくると思われる．

3 看護理論を形成してきた先人の知見から

これまで世界中の多くの看護に関する専門家たちが諸理論を形成してきた．今日の看護現場においても脈々と受け継がれていることは周知の事実である．ここでは国際保健医療の視点から4つの理論を概観する．

a フローレンス・ナイチンゲール

近代看護の創始者である，フローレンス・ナイチンゲール（1820-1910）については，多くの看護基礎や専門の教科書でも読者はすでに学んでいることと思われる．

ナイチンゲールの理論は，直接的ではないが環境に焦点をあてており，環境の構成要素である換気，保温，陽光，食事，清潔さ，物音などを重要視していた．患者のために換気すること，太陽光線を重要視し，患者にとって日光が重要であるとした．

また，汚れた床，絨毯，壁，寝具等の環境は感染源となるため，清潔性の保持は大変重要であるとした．さらに，入浴による清潔性の保持や衣類の清潔性も重要であるとした．

看護職は頻繁な手洗いが重要であり，心を乱すようなニュースを患者が受け取ったり，回復に逆効果をもたらす面会者の訪問を受けたり，睡眠を突然中断されるような体験から患者を守ること等も，病棟における看護職の重要な役割としていた[5]．ナイチンゲールの理論は200年近くが経過した現在においても，大変重要なことばかりであり，国際保健医療のすべての基本といえる．

b ヴァージニア・ヘンダーソン

ヴァージニア・ヘンダーソン（1897-1996）

は，存命中から彼女の看護の定義は世界中に知られており，看護実践，看護教育，看護研究に国境を越えて影響を及ぼし続けている．ヘンダーソンのいう看護に関する機能とは以下のとおりである[6]．

「看護師の独自の機能は，病人であれ健康人であれ各人が，健康あるいは健康の回復（あるいは平和な死）に資するような行動をするのを助けることである．その人が必要なだけの体力と意志力と知識とをもっていれば，それらの行動は他者の援助を得なくとも可能であろう．この援助は，その人ができるだけ早く自立できるようにしむけるやり方で行う」

ヘンダーソンは，患者を健康および自立，あるいは平和な死を達成するために支援を必要とする個人とみており，心と身体は不可分で，患者とその家族とは1つの単位とみなしている．

また，ヘンダーソンは，看護ケアの構成要素のもとになる患者には人間としての14の基本ニーズがあることを明示した（**表3**）[6]．すべての欲求が満たされている国々は果たしてどれくらいあるだろうか．国際保健医療を考える際には，これらの人間としての基本的欲求が十分に満たされていない現状をまずは把握した上で，できる限りの看護ケアの提供に努めることが重要となってくる．

C　マデリン M. レイニンガー

マデリン M. レイニンガー（1925-2012）は文化を超えた看護（transcultural nursing）の創始者であり，ヒューマン・ケア理論のリーダーとされている．ヒューマン・ケアに焦点をあて，文化を超えた看護の開発に熱意を注いできたパイオニアである．レイニンガーの理論は，人類学と看護学から導かれたもので

表3　ヴァージニア・ヘンダーソン 人間の14の基本的ニーズ

1	正常に呼吸する
2	適切に飲食する
3	身体の老廃物を排泄する
4	移動する，好ましい肢位を保持する
5	眠る，休息する
6	適当な衣類を選び，着たり脱いだりする
7	衣類の調節と環境の調整により体温を正常範囲内に保持する
8	身体を清潔に保ち，身だしなみを整え，皮膚を保護する
9	環境の危険因子を避け，また，他者を傷害しない
10	他者とコミュニケーションをもち，情動，ニード，恐怖，意見などを表出する
11	自分の信仰に従って礼拝する
12	達成感のあるような仕事をする
13	遊ぶ，あるいは種々のレクリエーションに参加する
14	正常な成長発達および健康へとつながるような学習をし，発見をし，好奇心を満たし，また利用可能な保健設備などを活用する

Ann Marriner Tomey，小玉香津子訳：ヴァージニア・ヘンダーソン　看護の定義．看護理論家とその業績，第3版（アン・マリナー・トメイ，マーサ・レイラ・アグリッド編著，都留伸子監訳），p.106-122，医学書院，2004より引用

あり，文化を超えた看護を以下のように定義している[7]．

「世界のさまざまな文化と下位文化を，そのケアリングの価値観，表現，健康―疾病に関する信念，行動パターンについて比較研究，分析することに重点をおいた看護の主要分野であり，その目的は科学および人間性の知識をはぐくみ，文化別の看護ケア実践や文化共通の看護ケア実践を行うことである．」

さらに，レイニンガーは，文化とケアは，人間をホリスティックにとらえることであり，この知識は看護の教育と実践の中心をなす不可欠なものであると主張している．

また，看護理論が個人，家族，集団，そしてその文化的な生活様式に基づくケアリング，価値観，表現，信念，活動または習慣を考慮に入れなければ，有効で満足の得られる，文化に調和した看護ケアはできないとしている．

レイニンガーは，看護師は，文化を扱う際に，世界観，社会構造，文化的信念（民族伝承および専門家）と健康，ウェルネス，疾病，ケアなどを切り離して考えることはできず，このような要因が密接に結びついているとしている．宗教，政治，文化，経済，血縁関係のような社会構造要因は，安寧と疾病のパターンに大きな影響力をもっているとしている[7]．さらに，患者個人を取り巻くさまざまな要因は，患者個人に種々の影響を及ぼしており，いろいろな様式があることを示している．それぞれに適したケアのあり方を考えることは，国際保健医療に大切な視点である．

武井[8]は，私たちが今日ケアとよぶ行為や関係性の多くは，いわゆる伝統社会においては社会構造に埋め込まれた役割や習慣化された行為等として存在しており，高齢者や障害者の処遇等，現在のケア問題としてさまざまに議論されているものから，日常の中での年長者への敬意やそれに基づく忌避，家族への気配りに至るまで，文化によってパターンの違いはあるものの，それらは人々のローカルな文脈の中に埋め込まれた自然なこととして存在している，としている．

これまでみてきたように，日本人の生活習慣や文化を基本にしてケアのあり方について議論してきた．しかし，グローバルな視点でケアを考えると，患者とその家族を取り巻く，その地域や国々に自然と生活の中に組み込まれてきた文化について理解するよう努力することが，専門的ケアを提供する看護職にはよりいっそう求められてくることと思われる．

グローバルスタンダードと看護の質

地球規模では，患者側もすでに国境を越えて治療を受けに移動してきており，わが国においても保健医療分野におけるグローバル化が進行してきている．

看護職を含む医療従事者についてもすでに国際市場となり，グローバルな視点で看護を考えることが求められてきている．

1 看護職の移動 ―経済連携協定（EPA）

a EPA，FTAとは

近年，わが国においては，経済上の国益の確保・増進を目的とし，経済連携協定（Economic Partnership Agreement：EPA），自由貿易協定（Free Trade Agreement：FTA）が積極的に進められてきている．2016年6月現在の日本のEPA・FTAの現状は，発行済み・署名済みがシンガポール，メキシコ，マレーシア，チリ，タイ，インドネシア，ブルネイ，ASEAN全体，フィリピン，スイス，ベトナム，インド，ペルー，オーストラリア，モンゴルなどで，交渉中が6か国となっている[9]．

EPAは，貿易の自由化に加え，投資，人の移動，知的財産の保護や競争政策におけるルール作り，さまざまな分野での協力の要素を含む，幅広い経済関係の強化を目的とする協定である．

FTAは，特定の国や地域のあいだで，物

表4　EPAによる外国人看護師・介護福祉士候補者の受け入れ

インドネシア	日本・インドネシア経済連携協定（2008年7月1日発効）	2008年度より受け入れ開始
フィリピン	日本・フィリピン経済連携協定（2008年12月11日発効）	2009年度より受け入れ開始
ベトナム	日本・ベトナム経済連携協定（2012年6月17日発効）	2014年度より受け入れ開始

厚生労働省：インドネシア，フィリピン及びベトナムからの外国人看護師・介護福祉士候補者の受入れについて（http://www.mhlw.go.jp/stf/seisakunitsuite/bunya/koyou_roudou/koyou/gaikokujin/other22/index.html）をもとに作成

表5　EPAによる外国人看護師・介護福祉士候補者の受け入れ実績（2016年3月現在，2016年度除く）

国	看護	介護（就労）	介護（就学）
インドネシア	547名（152施設）	966名（217施設）	―
フィリピン	412名（103施設）	848名（220施設）	37名（8施設）
ベトナム	35名（18施設）	255名（97施設）	―

国際厚生事業団（JICWELS）：平成29年度版EPAに基づく外国人看護師・介護福祉士受入れパンフレット（http://www.jicwels.or.jp/files/EPA_H29_pamph.pdf）より引用

品の関税やサービス貿易の障壁等を削減・撤廃することを目的とする協定である．

b　EPAによる看護職の移動

とくにEPAにおいては，「人の移動」の中には，ヘルスケアサービス提供者も含まれており，わが国においては，3か国とのあいだにおいて外国人看護師・介護福祉士候補者の受け入れが開始されている．**表4**に示した年度より各国から外国人看護師・介護福祉士候補者の受け入れを実施してきており，これまでに3か国合わせて累計2,000名を超える人が入国している[10]．

国際厚生事業団（JICWELS）が受け入れ調整機関として，日本国内の医療法人，社会福祉法人等を対象に候補者のあっせん等の業務を行っている．

EPAに基づく外国人看護師・介護福祉士受け入れ枠組みとしては，原則として外国人の就労が認められていない分野（看護補助分野・介護分野）において，一定の要件（母国の看護師資格等）を満たす外国人が，日本の国家資格の取得を目的とすることを条件として，一定の要件を満たす病院・介護施設（受け入れ施設）において就労・研修することを特例的に認めるものである．滞在期間は看護においては3年，介護においては4年までとなっている．

これまでの受け入れ実績は，インドネシアからが看護，介護とも最も多くなっている（**表5**）[11]．

また，国家試験合格者数は**表6**のとおりである[11]．まだ少数であるが，今後増加することが見込まれており，とくに介護分野においては，技能実習への追加や介護福祉士合格者に在留資格を検討するなど，受け入れ拡大が期待されている．

看護師および介護福祉士については，すでに外国人のスタッフとともに働くことが日本国内でも実際の現場では起きていることについて理解が必要である．異なる国々の看護師と協働する際には，信頼関係の構築は大変

表6　EPAによる外国人看護師・介護福祉士候補者の国家試験合格者数（平成27年度まで）

国	看護	介護
インドネシア	109名	262名
フィリピン	77名	140名
ベトナム	15名	—

国際厚生事業団（JICWELS）：平成29年度版EPAに基づく外国人看護師・介護福祉士受入れパンフレット（http://www.jicwels.or.jp/files/EPA_H29_pamph.pdf）より引用

重要である．相手国の文化や生活習慣，衛生に対する知識などを十分に理解し，院内において標準化された看護ケアが患者に提供できるよう研修等の充実は不可欠である．

看護師の国境を越えた移動については，世界的な潮流にすでになりつつある．ミレイユは国を越えて移住する看護師たちの増加の現象について，「異なった国家のニーズと医療の構造基盤に違いがあり続ける限り，看護師の教育や実践基準そして機能や役割も国別に異なるであろう．労働者の国際的な移動を容易にするためには，教育基準を調査させる努力がますます必要になり，看護も例外ではない．何があっても避けなければならないのは，最低レベルの共通基準に焦点を合わせ，看護の発展を妨げるような法的規則を導入してしまうことである．」としており，警鐘を鳴らしている[12]．

残念ながらアフリカ等では自国の医学部や看護学部を卒業後，国家資格を取得した後に，ヨーロッパ等の先進諸国に多くの医療従事者が移住してしまっており，ヘルスケア分野の頭脳流出が深刻化している[13]．

わが国は今後間違いなく，アジア諸国の手本，そして国際保健医療の基準作成の主要な国となるだろう．また，他国の看護水準の向上に対する介入や指導も求められてくると思われる．

2　患者とその家族の移動　―メディカルツーリズム

メディカルツーリズム（medical tourism）という言葉を最近耳にすることはないだろうか．医療（治療や検診等）と旅行がセットになった言葉であり，自国以外の医療サービスを利用することを目的とした旅行を意味する．とくに医療費が高騰しているアメリカでは，毎年多くの患者が自国以外の国で手術や治療を受けており，アメリカ以外にも，カナダやヨーロッパの国々の患者が，インドやタイ，シンガポールやハンガリーなど約50か国の国々の病院や診療所に行き，さまざまな治療を受けている．

また，中東や南米等から，アメリカの先端医療を受けに渡航している患者もおり，世界中の推定約600万人の人々が医療目的で移動しており，今後もかなりの増加が見込まれている．

メディカルツーリストたちの渡航目的は，費用の節約や待機時間の解消，最先端医療を受けることや，よりよい品質の医療を受けること等となっている[14]．まさに医療のグローバル化が進みつつあるといえる．患者のための世界各国の病院間比較に関する情報も増加してきており，患者がメディカルツーリズムを利用するためのガイドブック等も出てきている[15]．

わが国は，アジア地域の主要国からのメディカルツーリストの受け入れが増加しており，すでに国内の医療機関には，海外からの医療を目的とするツーリストたちが受診している現状となり，とくにそのスピードが加速化してきている．

今後患者が国境を越えて医療機関を受診するためには，今まで以上に医療機関および検査や治療内容に関する知識が求められてくるため，患者であり，ケアを購入する医療消費者（ヘルスケア・コンシューマー）教育は大変重要となる．さらに，医療やケアの継続性の視点からも，標準化や基準が今後より重要となってくる．

3 国際保健医療に対する評価の流れ―外国人患者受入れ医療機関認証制度（JMIP）

わが国では，2014年6月，観光立国推進閣僚会議において「観光国実現に向けたアクション・プログラム2014―訪日外国人2000万人時代に向けて―」が打ち出された．

同プログラムには，外国人患者が安全・安心にわが国の医療サービスを受けられるよう，医療通訳等が配置されたモデル拠点の整備を含む医療機関における外国人患者受入れ体制の充実を図ることや，訪日外国人旅行者が医療機関に関する情報をスムーズに得るためのしくみづくりを行うことが盛り込まれ，今後は海外に対し開かれた日本の医療機関が求められ，国際化が急がれることとなった[16]．前述のメディカルツーリズムの推進である．

a JMIP

これに伴い，2012年7月より日本国内の医療機関に対し，多言語による診療内容や，異文化・宗教に配慮した対応等，外国人患者の受入れに資する体制を第三者的に評価することを通じて，医療を必要とするすべての人に，安心・安全な医療サービスを提供できる体制作りを支援する目的で，外国人患者受入れ医療機関認証制度（Japan Medical Service Accreditation for International Patients：JMIP）が発足しており，すでに国内の病院が認定されている[17]．

本認証制度は，外国人患者の円滑な受入れを推進する国の事業の一環として厚生労働省が2011年度に実施した「外国人患者受入れ医療機関認証制度整備のための支援事業」を基盤に策定されたものである．本認証制度では，受入れ対応，患者サービス（通訳・翻訳，院内環境の整備，宗教・習慣の違いへの対応），医療提供の運営，組織体制と管理，改善に向けた取り組みについて，各評価項目（スタンダード）に基づき，評価者である認定調査員が実態調査を実施し，有識者による認証審査会を経て認定されるしくみとなっている．

表7は具体的な評価項目である．2016年6月末現在15医療機関が認定されている（表8）．まだ少数であるが，今後次第に多くの病院が認定を受けることによってグローバルスタンダードに基づく標準化が進むことと思われる．

b JCI

また，すでにアメリカを拠点として，世界中の医療機関に対する第三者評価機関であるアメリカJCI（Joint Commission International）による評価が進んできており，各国が受審し，認定されている．

わが国でも2016年6月末現在18の医療機関がすでに認定されており，受審数が増加傾向にある[18]．今後は世界規模でインターナショナル・スタンダードによるヘルスケアサービス提供が達成されていくことが期待される[19]．

表7　外国人患者受入れ医療機関認証制度　評価項目（自己評価票）　Ver2.0

1	受入れ対応
1.1	外国人患者に関する情報と受入れ体制
1.1.1	外国人患者に対する広報活動と医療行為に必要な情報を収集している
1.1.2	院内において外国人患者の受入れ対応を確立している
1.2	医療費の請求や支払いに関する対応
1.2.1	医療費の請求を適正に行っている
2	患者サービス
2.1	通訳（会話における多言語対応）体制の整備
2.1.1	通訳者を配置できる体制を整備している
2.2	翻訳（文書での多言語対応）体制の整備
2.2.1	翻訳を実施する体制を整備している
2.3	院内環境の整備
2.3.1	外国人患者に配慮した院内環境を整備している
2.4	患者の宗教・習慣の違いを考慮した対応
2.4.1	日本と外国の背景の違いに対応する体制がある
3	医療提供の運営
3.1	外国人患者への医療提供に関する運営
3.1.1	外国人患者に配慮した医療を提供している
3.1.2	緊急時，災害発生時の外国人患者への対応が適切である
3.2	説明と同意（インフォームドコンセント）
3.2.1	外国人患者と治療方針や治療内容，検診内容を事前に共有している
4	組織体制と管理
4.1	外国人患者対応の担当者または担当部署の役割
4.1.1	外国人患者対応の担当者または担当部署の役割が明確である
4.1.2	外国人患者の受入れに関する議論が行われている
4.2	安全管理体制
4.2.1	安全管理のための体制を整備している
5	改善に向けた取り組み
5.1	院内スタッフへの教育・研修
5.1.1	外国人患者の受入れに関する情報の収集や，院内での教育・研修の取り組みがある
5.2	外国人患者の満足度
5.2.1	外国人患者の満足度を把握し，ニーズに対応している

日本医療教育財団：外国人患者受入れ医療機関認証制度　平成27年度認定調査員研修会研修テキスト．2016より引用

表8　JMIP認定医療機関（2016年7月現在．更新3医療機関含む全15医療機関）

- 特定医療法人沖縄徳洲会　湘南鎌倉総合病院（神奈川県鎌倉市）（更新済み）
- 社会医療法人緑泉会　米盛病院（鹿児島県鹿児島市）（更新済み）
- 地方独立行政法人　りんくう総合医療センター（大阪府泉佐野市）（更新済み）
- 社会医療法人社団木下会　千葉西総合病院（千葉県松戸市）
- 医療法人雄心会　函館新都市病院（北海道函館市）
- 医療法人社団恵心会　京都武田病院（京都府京都市）
- 学校法人藤田学園　藤田保健衛生大学病院（愛知県豊明市）
- 医療法人偕行会　名古屋共立病院（愛知県名古屋市）
- 国立研究開発法人　国立国際医療研究センター病院（東京都新宿区）
- 医療法人徳洲会　札幌東徳洲会病院（北海道札幌市）
- 社会医療法人大成会　福岡記念病院（福岡県福岡市）
- 社会医療法人財団董仙会　恵寿総合病院（石川県七尾市）
- 医療法人徳洲会　岸和田徳洲会病院（大阪府岸和田市）
- 東日本電信電話株式会社　NTT東日本関東病院（東京都品川区）
- 国立大学法人大阪大学医学部附属病院（大阪府吹田市）

全世界が突入する高齢化を視野に入れた国際保健医療

Step 1-1で紹介した世界の保健医療の各データが示すとおり，今後は世界的に高齢化がより進行していくことは間違いない．医療現場にも地域にも高齢者がいるということはどのような点に着目しなければならないのか，加齢の理解，予防の重要性，フォーマルケアのみではなくインフォーマルケアの必要性，家族関係，社会保障のあり方，高齢者の栄養管理の重要性，運動機能の保持・増進の重要性，医療と介護の連携等，実に多くの課題が山積みである．

1991年に，「高齢者のための国連原則（United Nations Principles for Older Persons）」が国連総会で採択された[20]．自立（independence），参加（participation），ケア（care），自己実現（self-fulfillment），尊厳（dignity）の5つの原則が掲げられている．うちケア（care）においては，ヘルスケアサービスや社会サービスを受ける権利が保証され，尊厳や信念，ニーズやプライバシーが尊重され，ケアやQOL（quality of life：生活の質）に関する意思決定の権利が保証されるべきであるとしている．

すでに一足先に高齢社会となっているわが国の医療現場には，多くの高齢の患者が溢れている．高齢の患者にはどのような特性があり，どのようなケアが求められているのか，意思決定支援に必要なことは何か，高齢者のがん患者の特徴に対応した薬物療法のあり方等，すでにさまざまな取り組みや研究がなされている．

多くの高齢患者は，医療ニーズをもつと同時に介護ニーズをあわせもっている場合が多い．今後はより医療と介護の連携が重要と

なってくる．

　2014年，わが国においては，「地域における医療及び介護の総合的な確保を推進するための関係法律の整備等に関する法律（医療介護総合確保推進法）」が成立した．医療法も改正されており，医療機能の分化と連携，在宅医療と介護の連携が今後はよりいっそう進むことと思われる．

　また，今後急速に増加することが予測されている認知症患者に対し，認知症になっても本人の意思が尊重され，できる限り住み慣れた地域のよい環境で暮らし続けることができる社会の実現を目指し，早期支援機能と危機回避支援機能を整備することを目標にした「認知症施策推進5か年計画（オレンジプラン）」が2012年に策定された．世界的にも共通課題として認知症対策が望まれている現状をふまえて，2015年1月に「認知症施策推進総合戦略～認知症高齢者等にやさしい地域づくりに向けて～（新オレンジプラン）」が策定された．

　新オレンジプランでは，①認知症への理解を深めるための普及・啓発の推進，②認知症の容態に応じた適時・適切な医療・介護等の提供，③若年性認知症施策の強化，④認知症の予防法，診断法，治療法，リハビリテーションモデル，介護モデル等の研究開発及びその成果の普及の重視等を柱としており，医師や看護師に対する研修も強化されることとなっている[21]．

　わが国からの発信により，世界的に直面する課題に対応可能な患者中心の国際保健医療モデルが提供されることを願っている．

引用文献

1) 国際看護師協会（ICN）：ICN看護師の倫理綱領（2012年版）（2013年7月公益社団法人日本看護協会訳）
http://www.nurse.or.jp/nursing/international/icn/document/ethics/index.html より2016年8月1日検索

2) ICN International Classification for Nursing Practice®
http://www.icn.ch/what-we-do/international-classification-for-nursing-practice-icnpr/ より2016年8月1日検索

3) Neil Moonie：Health & Social Care. p.45-55, Heinemann, 2005.

4) マーガレット・ガータイス，スーザン・エッジマン-レヴィタン，ジェニファー・デイリーほか著：ペイシェンツ・アイズ―患者中心の医療・介護をすすめる七つの視点（信友浩一監訳），p.71-94, 日系BP社, 2001.

5) Susan A. Pfettscher, 薄井担子訳：フロレンス・ナイチンゲール　近代看護．看護理論家とその業績，第3版（アン・マリナー・トメイ，マーサ・レイラ・アグリッド編著，都留伸子監訳），p.69-81, 医学書院, 2004.

6) Ann Marriner Tomey, 小玉香津子訳：ヴァージニア・ヘンダーソン　看護の定義．看護理論家とその業績，第3版（アン・マリナー・トメイ，マーサ・レイラ・アグリッド編著，都留伸子監訳），p.106-122, 医学書院, 2004.

7) Alice Z. Welch, 近藤潤子訳：マドレイン M. レイニンガー　文化的ケア―多様性と普遍性理論．看護理論家とその業績，第3版（アン・マリナー・トメイ，マーサ・レイラ・アグリッド編著，都留伸子監訳），p.510-535, 医学書院, 2004.

8) 武井秀夫：ケアの人類学．ケアとは何だろうか―領域の壁を越えて（広井良典編著），p.101-124, ミネルヴァ書房, 2013.

9) 外務省：経済上の国益の確保・増進　経済連携協定（EPA）/自由貿易協定（FTA）
http://www.mofa.go.jp/mofaj/gaiko/fta/ より2016年8月1日検索

10) 厚生労働省：インドネシア，フィリピン及びベトナムからの外国人看護師・介護福祉士候補者の受入れについて
http://www.mhlw.go.jp/stf/seisakunitsuite/bunya/koyou_roudou/koyou/gaikokujin/other22/index.html より2016年8月1日検索

11) 国際厚生事業団（JICWELS）：平成29年度版EPAに基づく外国人看護師・介護福祉士受入れ

パンフレット
　http://www.jicwels.or.jp/files/EPA_H29_pamph.pdf より 2016 年 8 月 1 日検索

12) ミレイユ・キングマ著，井部俊子監：国を越えて移住する看護師たち―看護と医療経済のグローバル化（山本敦子訳）．p.234-263，エルゼビア・ジャパン，2008．

13) 一戸真子：ケアの売買：ヘルスケア専門職の国際的斡旋．世界の労働 56（11）：82-91，2006．

14) 日本政策投資銀行 産業調査部：ヘルスケア産業の新潮流⑧　進む医療の国際化―医療ツーリズムの動向．No.147-1（2010 年 5 月 26 日）

15) Josef Woodman：Patients Beyond Borders, World Edition. Healthy Travel Media, 2015.

16) 首相官邸：観光立国実現に向けたアクション・プログラム 2014（平成 26 年 6 月 17 日観光立国推進閣僚会議）
　http://www.kantei.go.jp/jp/singi/kankorikkoku/dai4/siryou.pdf より 2016 年 8 月 1 日検索

17) 日本医療教育財団：外国人患者受入れ医療機関認証制度（JMIP）
　http://jmip.jme.or.jp より 2016 年 8 月 1 日検索

18) Joint Commission International
　http://www.jointcommissioninternational.org より 2016 年 8 月 1 日検索

19) 一戸真子：ヘルスケアサービスの質とマネジメント―患者中心の医療を求めて．p.274-277，社会評論社，2012．

20) United Nations Human rights office of the high commissioner：United Nations Principles for older persons
　http://www.ohchr.org/EN/ProfessionalInterest/Pages/OlderPersons.aspx より 2016 年 8 月 1 日検索

21) 厚生労働統計協会：国民衛生の動向　2015/2016．62（9）：30-31，123，2015．

Step 1-2　学習の振り返り

- ICN 看護師の倫理綱領の重要なポイントを説明してみよう．
- 国際保健医療の視点から重要な看護理論について説明してみよう．
- EPA，メディカルツーリズム，JMIP，JCI とは何か，説明してみよう．

3 グローバルヘルスとわが国の国際保健医療協力

Step 1-3 学習目標
- ミレニアム開発目標（MDGs），持続可能な開発目標（SDGs）について理解する．
- わが国の国際保健政策について理解する．
- わが国の政府開発援助（ODA）とその実施機関である国際協力機構（JICA）について理解する．

グローバルヘルスの変遷とミレニアム開発目標

1 グローバルヘルスの必要性

世界は，グローバル化の進展に伴い相互依存関係をいっそう強めてきているが，疾病や健康課題についても，グローバルに対応することが求められてきている．1990年代からのヒト免疫不全ウイルス（human immunodeficiency virus：HIV）／エイズの世界的規模の広がり，2000年代の重症急性呼吸器症候群（severe acute respiratory syndrome：SARS）や鳥インフルエンザ，そして2010年代半ばのエボラ出血熱や中東呼吸器症候群（middle east respiratory syndrome：MERS）などの流行からも，感染症は国境を越える脅威として強く認識されるようになった．

また，ヒト，モノのグローバルな移動により，感染症だけではなく，健康に被害を与える食品や，大気汚染などの公害，モータリゼーション（自動車の大衆化）が引き起こす交通事故による死傷など，多くの健康課題が国境を越える課題となってきている．

さらに，健康格差の問題，非感染性疾患（Non-communicable Diseases：NCDs）や高齢化の問題なども，多くの国が抱える共通した課題となってきており，それらの保健分野の課題に対しては，各国政府や国際機関等が相互に協力・連携して，または一致団結して取り組むことが求められている．

そのような背景のもと，個々の国単位を超えた地球規模での健康課題への取り組みとして，国際社会においてグローバルヘルスへの注目が高まっている．グローバルヘルスとして取り組む課題には，個々の国の枠を超え政治経済的な影響を与える健康課題への対策や，国境を越えた地球規模の脅威を防ぐことに加え，世界の人々の健康向上，とくに公平な健康を達成するためのさまざまな研究や実践も含まれる．

2 グローバルヘルスの変遷（1940年代から2000年まで）

　グローバルヘルスの変遷を振り返ると，1940年代から1980年代までは，主に医療技術の革新と東西対立下での医療援助が盛んに行われた時代であった．抗菌薬，ワクチン，殺虫剤の開発などにより，結核，マラリア，天然痘などの感染症の抑制が進み，また都市部での医療整備が進んだ一方で，地方部での保健医療の立ち遅れが顕在化した．その状況は，地域保健や予防医療を重視すべきとの動きにもなり，アルマ・アタ宣言につながった．

　アルマ・アタ宣言は，1978年，現在のカザフスタン共和国アルマティ（当時はソビエト連邦アルマ・アタ）で，世界保健機関（World Health Organization：WHO）と国連児童基金（United Nations Children's Fund：UNICEF）の共催で開催されたアルマ・アタ会議で採択された宣言であるが，このなかで新しい健康に対する概念としてプライマリー・ヘルス・ケア（primary health care：PHC）が提唱された．

　このアルマ・アタ宣言では，人間の基本的な権利である健康に関して格差や不平等は容認されるべきではないという基本精神に基づき，PHCの原則[*1]が説明されている．PHCの基本活動項目には，健康教育や食糧栄養改善，母子保健・家族計画，予防接種などが含まれており，アルマ・アタ宣言以降，PHCがそれ以後の世界的な健康戦略の基本となった．

　そのような背景のなか，1980年代から1990年代には，選択的PHCとしてUNICEFを中心に子どもの生存と発達のためのプログラムが推進され，子どもの栄養不良対策や拡大予防接種計画（Expanded Programme on Immunization：EPI）など，子どもの健康を守るためのプログラムなどが積極的に進められた．

　1990年代は，冷戦構造が崩壊するなかで，開発援助において住民を視野に入れた支援が重視されるようになるとともに，保健・教育は社会開発への投資との認識が広まり，社会セクターへの援助が拡大した．また，HIV/エイズの流行からグローバル化における感染症対策や，1994年のカイロ国際人口開発会議開催を契機にリプロダクティブヘルスへの注目も高まった．

　リプロダクティブヘルスとは，「性と生殖に関するすべての人々の生涯に渡る健康と権利」のことであり，「人間の生殖システムおよびその機能と活動過程のすべての側面において，単に疾病，障害がないというばかりでなく，身体的，精神的，社会的に完全に良好な状態にあること」をさし，それは，「人々が安全で満ち足りた性生活を営むことができ，生殖能力を持ち，子どもを産むか産まないか，いつ産むか，何人産むかを決める自由を持つことを意味する」ものである[1]．

3 ミレニアム開発目標（MDGs）と保健分野への開発資金の拡大

　2000年にミレニアム開発目標（Millennium Development Goals：MDGs）が策定されると，その後は，非政府組織（Non-Governmental Organizations：NGO）や民間の参画による保健分野への開発資金の増大につながっていく．

[*1] PHCの原則：国や地域の発展の観点から保健分野以外の農業・教育など多分野との協働，地域住民の身近で利用可能な基礎的なヘルスケアの提供，国や地域のあらゆる資源を活用してPHCの計画や運営管理における地域住民の主体的かつ積極的な参加の促進，など．

MDGsは，2000年の国連総会（国連ミレニアム・サミット）で採択された国連ミレニアム宣言に基づいて設定された開発分野における国際社会共通の目標で，2015年までに達成すべき8つの目標が掲げられた（**表1**）．

8つの目標のうち，目標4「乳幼児死亡率の削減」，目標5「妊産婦の健康の改善」，目標6「HIV/エイズ，マラリア及びその他の疾病の蔓延防止」の3つが保健分野の目標となっており，そのターゲットは以下のとおりである（**表2**）．

MDGsの3つの目標が保健分野の課題に対する直接的な目標となったことは，世界的なグローバルヘルスへの取り組みの加速化につながり，保健分野への資金量の増大をもたらした．世界における保健分野への資金量の変化は**図1**のとおりであり，国際社会が開発途上国の保健分野のために投じた開発資金の総額は，1990年から2015年のあいだに約5倍に増大している．

図1をみてもわかるとおり，ここ20年，グローバルヘルスにかかわる開発パートナーも多様化し，とくに二国間援助以外の国際的な枠組みや民間資金などの役割が大きくなってきている．米国や日本などの二国間援助機関のほか，WHOやUNICEFなどの多国間援助機関，世界銀行などの国際開発銀行による支援の増加に加え，世界エイズ・結核・マラリア対策基金（以下，「グローバルファンド」）のような官民連携（Public-Private Partnership：PPP）による基金，ビル＆メリンダ・ゲイツ財団などの民間財団，NGO，

表1　MDGsの8つの目標

目標1	極度の貧困と飢餓の撲滅
目標2	普遍的初等教育の達成
目標3	ジェンダーの平等の推進と女性の地位向上
目標4	乳幼児死亡率の削減
目標5	妊産婦の健康の改善
目標6	HIV/エイズ，マラリア及びその他の疾病の蔓延防止
目標7	環境の持続可能性の確保
目標8	開発のためのグローバル・パートナーシップの確保

外務省：ミレニアム開発目標（MDGs）（http://www.mofa.go.jp/mofaj/gaiko/oda/doukou/mdgs.html）より引用

表2　MDGsの保健関連の目標とそのターゲット

	目標		ターゲット
目標4	乳幼児死亡率の削減	4-A	1990年と比較して5歳未満児の死亡率を2015年までに3分の1に削減する．
目標5	妊産婦の健康の改善	5-A	1990年と比較して妊産婦の死亡率を2015年までに4分の1に削減する．
		5-B	2015年までにリプロダクティブヘルス（性と生殖に関する健康）への普遍的アクセス（必要とする人が利用できる機会を有する状態）を実現する．
目標6	HIV/エイズ，マラリア及びその他の疾病の蔓延防止	6-A	HIV/エイズの蔓延を2015年までに阻止し，その後減少させる．
		6-B	2010年までにHIV/エイズの治療への普遍的アクセスを実現する．
		6-C	マラリア及びその他の主要な疾病の蔓延を2015年までに阻止し，その後減少させる．

外務省：ミレニアム開発目標（MDGs）（http://www.mofa.go.jp/mofaj/gaiko/oda/doukou/mdgs.html）より引用

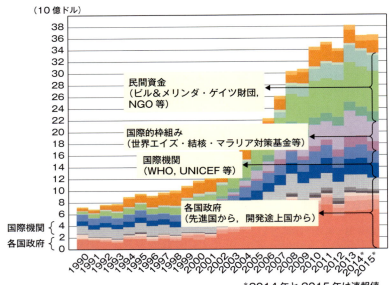

図1 世界全体における保健医療分野への開発資金
HME (Institute for Health Metrics and Evaluation): Financing Global Health 2015: Development assistance steady on the path to new Global Goals (http://www.healthdata.org/policy-report/financing-global-health-2015-development-assistance-steady-path-new-global-goals) より引用

民間セクターなど，多様なアクターが参入し，影響力を強めている．

なかでも，わが国がホストした九州・沖縄サミットをきっかけに2002年に生まれたグローバルファンドは，健康問題の大きさから三大感染症とよばれるHIV/エイズ，結核，マラリアに世界規模で取り組むための資金を集め，その資金を最も必要とする地域へ振り向けるために設立されたファンドであり，わが国も2002年から2015年まで，23.5億ドルの拠出を行っている．グローバルファンドは，HIV/エイズやマラリア等の疾病対策に多大な貢献を果たしてきており，これまでに全世界で1,700万以上の命を救ったともいわれている[4]．

4 ポスト2015年開発アジェンダ

MDGsの目標達成年である2015年以降の開発目標については，持続可能な開発を視野に入れ2013年から政府間で議論が続けられた結果，2015年9月の「国連持続可能な開発サミット」で，150を超える加盟国首脳の参加のもと，「我々の世界を変革する：持続可能な開発のための2030アジェンダ」として採択された．

アジェンダは，人間・地球および繁栄のための行動計画として，宣言および目標を掲げており，その目標がMDGsの後継である「持続可能な開発目標(Sustainable Development Goals：SDGs)」である[5]．SDGsでは，17の目標と169のターゲットが記載されており，

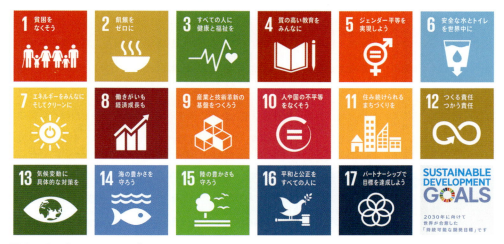

図2　SDGsの17のゴール
国際連合広報センター：持続可能な開発目標（SDGs）とは（http://www.unic.or.jp/activities/economic_social_development/sustainable_development/2030agenda/）より引用

　保健に関する目標は，ゴール3に「Ensure healthy lives and promote well-being for all at all ages（あらゆる年齢のすべての人々の健康的な生活を確保し，福祉を促進する）[6]」として掲げられている（**図2**，**表3**）．

　ゴール3のターゲットのなかには，MDGsにもあった母子保健や三大感染症に関するターゲットとともに，ユニバーサル・ヘルス・カバレッジ（Universal Health Coverage：UHC）（p.33参照）の達成，NCDs対策，薬物やアルコールの乱用防止，道路交通事故や大気汚染等の公害対策などに関するターゲットも含まれている．

　SDGsの保健分野の目標において，このように多岐にわたるターゲットが設定された背景としては，世界全体における人口動態や疾病構造の変化がある．たとえば，NCDsを原因とする死亡者数は，2000年の3,100万人から2012年の3,800万人に増加しており，WHOによると2030年には5,000万人を超えると予測されている[7)8)]．NCDsは，治療費も高額なものが多く，今後，高齢化とともに保健財政上もますます重要な課題となってくると考えられる．

　MDGsでは，8つの目標のうち3つが母子保健と感染症に関する目標であったが，SDGsでは，直接的に保健課題を扱う目標は17の目標のうちの1つであり，またその保健の目標のなかには上述のとおり多様な課題が含まれる．MDGs期間中には母子保健や感染症に集まった世界の資金が2016年以降はどのようになっていくのか，今後MDGsの成果も維持・拡大しながらどのように新たな課題にも取り組んでいくのか，グローバルヘルスは大きな転換期に差し掛かっている．

表3 SDGsゴール3のターゲット

目標3	あらゆる年齢のすべての人々の健康的な生活を確保し，福祉を促進する
3-1	2030年までに，世界の妊産婦の死亡率を出生10万人当たり70人未満に削減する．
3-2	すべての国が新生児死亡率を少なくとも出生1,000件中12件以下まで減らし，5歳以下死亡率を少なくとも出生1,000件中25件以下まで減らすことを目指し，2030年までに，新生児及び5歳未満児の予防可能な死亡を根絶する．
3-3	2030年までに，エイズ，結核，マラリア及び顧みられない熱帯病といった伝染病を根絶するとともに肝炎，水系感染症及びその他の感染症に対処する．
3-4	2030年までに，非感染性疾患による若年死亡率を，予防や治療を通じて3分の1減少させ，精神保健及び福祉を促進する．
3-5	薬物乱用やアルコールの有害な摂取を含む，物質乱用の防止・治療を強化する．
3-6	2020年までに，世界の道路交通事故による死傷者を半減させる．
3-7	2030年までに，家族計画，情報・教育及び性と生殖に関する健康の国家戦略・計画への組み入れを含む，性と生殖に関する保健サービスをすべての人々が利用できるようにする．
3-8	すべての人々に対する財政リスクからの保護，質の高い基礎的な保健サービスへのアクセス及び安全で効果的かつ質が高く安価な必須医薬品とワクチンへのアクセスを含む，ユニバーサル・ヘルス・カバレッジ（UHC）を達成する．
3-9	2030年までに，有害化学物質，ならびに大気，水質及び土壌の汚染による死亡及び疾病の件数を大幅に減少させる．
3-a	すべての国々において，たばこの規制に関する世界保健機関枠組条約の実施を適宜強化する．
3-b	主に開発途上国に影響を及ぼす感染性及び非感染性疾患のワクチン及び医薬品の研究開発を支援する．また，知的所有権の貿易関連の側面に関する協定（TRIPS協定）及び公衆の健康に関するドーハ宣言に従い，安価な必須医薬品及びワクチンへのアクセスを提供する．同宣言は公衆衛生保護及び，特にすべての人々への医薬品のアクセス提供にかかわる「知的所有権の貿易関連の側面に関する協定（TRIPS協定）」の柔軟性に関する規定を最大限に行使する開発途上国の権利を確約したものである．
3-c	開発途上国，特に後発開発途上国及び小島嶼開発途上国において保健財政及び保健人材の採用，能力開発・訓練及び定着を大幅に拡大させる．
3-d	すべての国々，特に開発途上国の国家・世界規模な健康危険因子の早期警告，危険因子緩和及び危険因子管理のための能力を強化する．

我々の世界を変革する：持続可能な開発のための2030アジェンダ　2015年9月25日第70回国連総会で採択（国連文書A/70/L.1を基に外務省で作成）(http://www.mofa.go.jp/mofaj/files/000101402.pdf) より引用

わが国の国際保健政策

日本政府は，国際社会におけるグローバルヘルスの変遷もふまえながら，今まで数々の保健に関連するイニシアティブや政策を発表している．ここでは，日本政府の援助外交戦略の柱である「人間の安全保障」と2000年以降の主な保健政策を解説する．

1 人間の安全保障

日本政府は2000年の国連総会（国連ミレニアムサミット）で「人間の安全保障（Human Security）」を外交の柱に据えることを宣言しており，その後，「人間の安全保障」は日本政府の援助外交戦略の柱となっている．

「人間の安全保障」とは，「人間1人ひとりに着目し，生存・生活・尊厳に対する広範かつ深刻な脅威から人々を守り，それぞれの持つ豊かな可能性を実現するために，保護と能力強化を通じて持続可能な個人の自立と社会づくりを促す考え方[9]」であり，広く知られるようになったのは，1994年に国連開発計画（United Nations Development Programme：UNDP）から発表された「人間開発報告書」である．

冷戦終結後，国家間の紛争から国内紛争やテロが激化した背景や，感染症や突然の経

済危機など国境を越えた問題が人々の生命や生活に深刻な影響を及ぼすようになってきたなかで，「恐怖からの自由」と「欠乏からの自由」という2つの側面から，人間を中心として包括的に安全を保障するという新しい考え方が提唱されたことが発端となっている．

2　沖縄感染症イニシアティブから国際保健外交戦略まで

日本政府は，1990年代のHIV/エイズの世界的流行などを受けて，1994年に「人口やエイズに関する地球規模問題イニシアティブ」を発表，またその後2000年の九州・沖縄サミットでは，サミット史上初めて感染症対策を主要な議題として取り上げ，「沖縄感染症対策イニシアティブ」を発表した．前述した「グローバルファンド」は，このサミットがきっかけで設立されている．

2008年の北海道洞爺湖サミットでは，「国際保健に関する洞爺湖行動指針」を発表，感染症対策に加えて，母子保健や，保健人材育成を含む保健システム強化に包括的に取り組んでいくことを宣言した．

また，2010年に発表した「国際保健政策（2010～2015年）」では，グローバルヘルスにおけるわが国の貢献を外交戦略の一部として位置付け，「人間の安全保障」の実現を通じてミレニアム開発目標の達成のため，その課題解決に焦点をあてた効果的・効率的な支援を実践するとして，5年間で50億ドルの援助を表明した．

2013年6月には，日本政府が主導してきた第5回アフリカ開発会議（Tokyo International Conference on African Development：TICAD）とあわせ，国際保健外交戦略を打ち出している．そのなかでは，世界で最も優れた健康長寿社会を達成しているわが国の優位性を活かし，世界のすべての人が基礎的保健医療サービスを受けられること（ユニバーサル・ヘルス・カバレッジ，UHC）を推進することが掲げられた．UHCは，現在の日本政府の保健分野の開発途上国援助において中心的課題となっていることから，以下より概要を説明する．

3　ユニバーサル・ヘルス・カバレッジ（UHC）

UHCは，「すべての人が，健康増進・予防・治療・リハビリテーション・緩和ケアに関する保健医療サービスについて，必要なときに負担可能な費用で受けられること」と定義されるもので，WHOにより提唱され，2012年12月の国連総会で取り上げられた．

世界銀行およびWHOによると，世界では約4億人が基本的な保健医療サービスを利用できず，低・中所得国の人口の6％が医療費負担により極度の貧困に陥ったり，さらに貧困が深刻化するおそれがあるとされている[10]．UHCは，疾病や疾病による家計破綻の恐怖からの解放を目指すものであり，「人間の安全保障」の理念を健康面から具現化する概念ととらえることができる．

UHCがPHCなどこれまでの保健のアプローチと異なる重要なポイントは，経済的アクセスの視点が加わったことである．WHOは2010年版世界保健報告で，UHCを，①カバーされる人口の大きさ（どの規模の人々に保健医療医療サービスを提供するか），②カバーされる保健医療サービスの範囲（どの水準の保健医療サービスをリスク・プール資金の給付対象とするか），③カバーされる費用の割合（保健医療サービスの費用のうちどの程度をリスク・プール資金の給付対象とするか）の3つの側面からとらえる枠組みを提

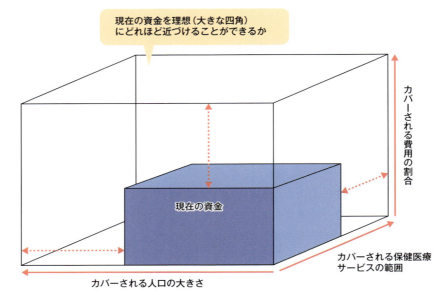

図3 経済的アクセス改善のための3つの軸
WHO：World health report　Health systems financing：the path to universal coverage（http://www.who.int/whr/2010/en/）より改変のうえ引用

示し（**図3**），その実現に必要な取り組みとして，①保健分野に向けられる資金（保健財源）の規模拡大，②保健財源に占める個人負担割合の軽減（リスク・プール資金割合の拡大），③保健システム効率の改善，④保健医療サービス提供の不均衡の是正，の4つをあげている．

上記のとおり，UHCの概念の重要な点は経済的アクセスの視点が加わったことであるが，一方で開発途上国でUHCを実現するためには，経済的アクセスだけでは十分でないことにも留意が必要である．

UHCの実現には，①必要とされる質の確保された保健医療サービスをすべての人に普遍的に提供するための（i）インフラの整備と（ii）保健人材の確保・育成および偏在の解消（物理的アクセス），②医療費負担が原因となって保健医療サービスを利用できない状況を解消し，高額医療費負担に起因する貧困化を防止すること（経済的アクセス），の2つの側面が少なくとも必要であり，国によっては，③保健医療サービスの利用を妨げる慣習的・文化的な要因を取り除くこと（社会慣習的アクセス）も重要である．UHC達成のための3つのアクセスについて，**図4**に図示する．

4　開発協力大綱と「平和と健康のための基本方針」

日本政府は，1992年に閣議決定され2003年に改定された政府開発援助（Official Development Assistance：ODA）大綱の見直しを行い，2015年2月に開発協力大綱[13]を決定した．開発協力大綱は，目指すべき方向性として次のとおり基本方針を定めている．
・非軍事的協力による平和と繁栄への貢献
・人間の安全保障の推進
・自助努力支援と日本の経験と知見を踏まえ

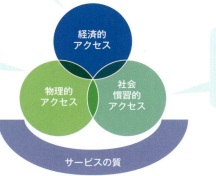

図4　UHC達成のための3つのアクセス
Tanahashi T：Health service coverage and its evaluation. Bull World Health Organ 56(2)：295〜303, 1978を参考に作成

た対話・協働による自立的発展に向けた協力

　また，日本政府は，前述のSDGsや開発協力大綱をふまえて，2015年に「平和と健康のための基本方針」を策定した[14]．この基本方針では，2014年に西アフリカで発生したエボラ出血熱の流行などもふまえ，すべての人々の健康とともに，感染症などの公衆衛生危機・災害などの外的要因にも強い社会の構築を実現するために，感染症の予防・対策とあわせて保健システム全体の強化を図っていくことを政策目標と掲げている．

　また，基本方針として，(1)人間の安全保障の考えに基づいた保健協力の推進，(2)日本の経験・技術・知見等を活用した協力，の2点を掲げ，(1)では，①強靱な保健システムの構築と健康安全保障の確立，②保健分野への支援を通じた質の高い成長と貧困撲滅への貢献，③「誰一人取り残さない」UHCの実現，の3つを目指していく方針を謳っている．

わが国のODAとJICAの保健医療協力

　わが国は，1954年にコロンボプランに加盟して以来，「国際社会の平和と発展に貢献し，これを通じてわが国の安全と繁栄に資すること」を目的に，ODAとして，開発途上国に資金的，技術的な協力を実施してきた．

　ここでは，わが国のODAとその実施機関である独立行政法人国際協力機構（Japan International Cooperation Agency：JICA）について解説する．

1　ODAの意義

　ODAの定義は，経済協力開発機構（Organisation for Economic Co-operation and Development：OECD）の開発援助委員会（Development Assistance Committee：DAC）により，政府または政府機関によっ

て供与されるものであること，開発途上国の経済開発や福祉の向上に寄与することを主たる目的としていること，資金協力については，その供与条件のグラント・エレメント*2が25％以上であること，とされている．

わが国が開発途上国に援助を行う意義としては，次の3つがあげられる．第1は，現代の世界は相互依存の世界となっていることである．わが国はエネルギーの約8割を海外からの輸入に頼っており，また食料自給率も4割を切っているといった状況からもわかるとおり，日本を含めた世界各国は相互に大きく依存している状況にある．

第2は，開発途上国の問題は世界全体の問題でもあるという点である．開発途上国におけるさまざまな問題は，環境破壊や感染症の蔓延，紛争の深刻化など世界規模の課題に発展する可能性もあり，国際社会の一員としてこれらの世界共通の課題に取り組むことが求められる．

第3は，わが国もかつて援助を受けていたことである．わが国も戦後復興期には世界銀行やUNICEF等国際機関から援助を受けており，現在のわが国の繁栄はそれらの援助がなければ実現しなかったといわれている．また，2011年の東日本大震災に際しては，163の国・地域から支援物資や支援金・義捐金等が届けられたことも，忘れてはならない事実である．

わが国のODAを一元的に担っている機関が，独立行政法人国際協力機構（JICA）である．

2 JICAの概要

JICAは，「開発途上地域等の経済及び社会の開発若しくは復興又は経済の安定に寄与することを通じて，国際協力の促進並びにわが国及び国際経済社会の健全な発展に資すること」を目的としている[15]．

1962年に設立された海外技術協力事業団を前身として，1974年に海外移住事業団などの業務の一部を統合し発足した国際協力事業団が，2003年に独立行政法人化し独立行政法人国際協力機構となった．その後，2008年10月には，国際協力銀行（Japan Bank for International Cooperation：JBIC）の有償資金協力業務，外務省の無償資金協力の一部の実施業務を承継している．

このような沿革を経て，JICAは，わが国のODAのうち，国際機関への資金の拠出を除く，二国間援助の3つの手法，「技術協力」「有償資金協力」「無償資金協力」を一元的に行う実施機関となっている（図5）．世界最大規模の二国間援助機関であるJICAは，約90か所にのぼる海外拠点を窓口として，世界152の国・地域で事業を展開している．

JICAは，「すべての人々が恩恵を受けるダイナミックな開発」をビジョンとして，また，①グローバル化に伴う課題への対応，②公正な成長と貧困削減，③ガバナンスの改善，④人間の安全保障の実現，の4つを使命に掲げ，多様な援助手法を組み合わせ，開発途上国が抱える課題解決を支援している．

JICAの2014年度の事業規模，分野別の実績構成比は図6のとおりである．2014年

---

*2 グラント・エレメントとは借款条件の緩やかさを示す指数．金利が低く，融資期間が長いほど，グラント・エレメントは高くなり，借入人（開発途上国）にとって有利であることを示す．贈与の場合のグラント・エレメントは100％．

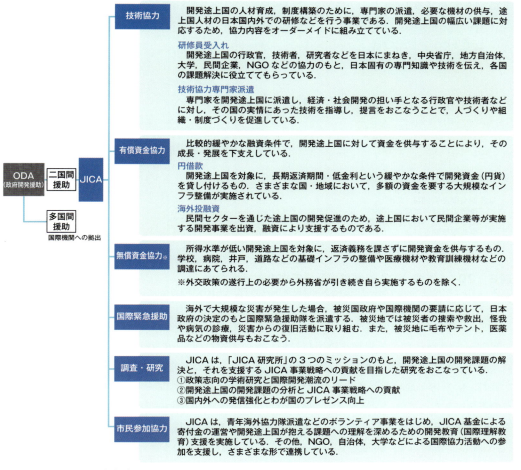

図5　JICAの業務内容
JICA：JICA PROFILE（http://www.jica.go.jp/publication/pamph/ku57pq00000najg5-att/jica_profile.pdf）より引用

度の事業規模は，技術協力が1,764億円，有償資金協力が8,279億円（有償資金協力実行額），無償資金協力が1,112億円（無償資金協力承諾額），そのうち保健分野の事業予算とその割合をみると，技術協力における保健・医療分野の予算は109億円（6.2％），有償資金協力では83億円（0.8％），無償資金協力では135億円（12.1％）となっている．有償資金協力では保健・医療分野が占める割合が非常に小さく，結果として，JICA事業予算全体に占める保健・医療分野の割合は3％以下となっており，これは他援助国とくらべると低い水準である．

3　JICAの保健分野の協力方針

2013年にJICAが発表した「JICAの保健分野の協力―現在と未来―」[17]では，JICAのこれからの保健分野の協力に関して，UHCの達成に向けた体制づくりとそのマネジメント強化，すなわち保健システム強化に重点をおくと記載されている．

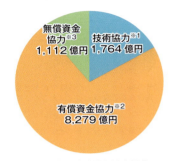
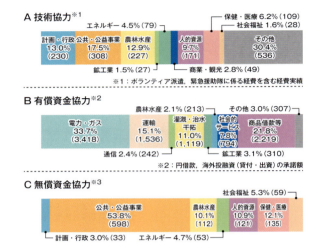

図6 2014年度JICA事業規模と分野別の実績構成比
JICA：JICA PROFILE (http://www.jica.go.jp/publication/pamph/ku57pq00000najg5-att/jica_profile.pdf) より引用

MDGsでもあった母子保健や感染症対策は，低所得国，なかでも貧困層において改善が遅れている国・地域を対象に取り組むが，その実施にあたっては，保健システム強化の側面を重視することとしている．

JICAは，従来より，開発途上国のキャパシティ・ディベロップメント（Capacity Development：CD）[*3]を重視し，相手国政府のオーナーシップや行政能力強化，またコミュニティのエンパワーメント[*4]を重視してきているが，保健分野においても，事業の持続性やUHC達成への貢献の観点から，相手国のCDや保健システム強化を重視して事業を実施していく方針である．

すなわち，図7に示すとおり，感染症や母子保健など健康課題別の縦断的（vertical）な対策も相手国の状況に応じて取り組んでいくが，その実施においては，課題横断的（horizontal）なアプローチ，すなわち包括的な保健システム強化の側面を重視し，その結果としてUHCの達成に貢献していくことを目指していく，という考え方である．

4 保健分野におけるJICAの取り組み

JICAは，今までアジア，アフリカ，中南米，中東・欧州の多くの開発途上国において，保健人材の育成を含む保健システム強化，母子保健の改善，感染症対策の各分野に関する協力を実施してきた．各分野の取り組みとこれまでの成果を以下に記載する．

＊3 JICAによるキャパシティ・ディベロップメントの定義は，「途上国の課題対処能力（キャパシティ）が，個人，組織，社会などの複数のレベルの総体として向上していくプロセス」とされている[18]．
＊4 WHOによるヘルスプロモーションにおけるエンパワーメントの定義は「人々が自分の健康に影響のある意思決定と活動に対し，より大きな支配力（原語control）を得る過程である」とされている[19]．

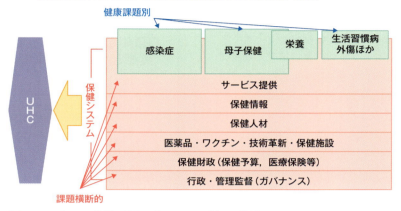

図7　JICAの保健分野における取り組み概念図
JICA：JICAの保健分野の協力—現在と未来—（http://www.jica.go.jp/activities/issues/health/ku57pq00000naiyq-att/positionpaper.pdf）より引用

a　保健システム強化

UHCの達成に向けて，①保健行政能力の向上，②保健人材（医師，看護師等）の育成・配置，③医療施設改善等により，保健システムが開発途上国において自立的に機能することを目指している．たとえばアフリカ地域では，地方保健行政の活動計画立案や医療施設の運営管理に日本型経営手法（5S/KAIZEN）[*5]を応用した支援を実施しているほか，近年は，有償資金協力（円借款）を活用した政策支援や協力成果のスケールアップにも取り組んでいる．

日本政府およびJICAの今までの協力の成果の具体例としては，アフリカに対し2008〜2013年のあいだに10万人の保健人材育成と1,000か所の保健医療施設の改善を図り，300以上の医療施設が5Sを導入するに至った．

また，ケニアに対しては，技術協力プロジェクト，有償資金協力（円借款），アドバイザー専門家を組み合わせてUHC達成のための保健システム強化プログラムを実施中である．

b　母子保健の改善

母子保健分野では，保健医療サービスへのアクセス確保と質向上により，包括的な母子保健の改善に取り組んでいる．具体的には，母子健康手帳の活用を含めた妊産婦・新生児死亡削減のための母子継続ケア[*6]，地方部を中心とした母子保健サービスへのアクセス改善等のプロジェクトを実施している．

今まで，JICAが協力した8か国で年間800万組の母子が母子健康手帳を活用していると試算されている．その結果として，インドネシアでは，母子健康手帳をもつ妊婦はも

[*5] 5S，KAIZENは，ともに日本の産業界で開発された職場環境改善および品質管理の手法．一般的には5SはKAIZENの一手法と考えられており，「整理・整頓・清掃・清潔・しつけ」の各ステップの頭文字をとって名付けられた標語．JICAは，5SやKAIZENの手法の普及を通して途上国の保健医療サービスの質改善を目指している[20]．

[*6] わが国の母子保健の特徴である，妊娠期—出産—乳幼児期を切れ目なくシームレスにとらえる医療およびケア．

たない妊婦とくらべ，1.9倍医療従事者の介助による出産が増えている．

また，助産師の育成を支援したカンボジアでは，プロジェクトの対象地域で，妊産婦の満足度が5割から9割に向上したほか，施設分娩数が23%増加したとの報告がある．

C 感染症対策

感染症対策では，前述のグローバルファンドなどとも連携し，三大感染症に関する検査，保健医療情報，治療の改善等を実施しているほか，「顧みられない熱帯病（Neglected Tropical Diseases：NTDs）[*7]」対策を推進するための技術協力や，わが国と開発途上国の大学・研究機関と連携した検査・予防方法などの研究開発支援も実施している．

また，パキスタンおよびナイジェリアに対しては，ビル＆メリンダ・ゲイツ財団との連携により，有償資金協力（円借款）によるポリオ撲滅に向けたワクチンや予防接種活動の資金協力と予防接種活動強化の技術支援も実施している．

今までの協力による具体的な成果としては，たとえば，2000年の西太平洋地域ポリオ根絶，2014年のアフリカ・ガーナにおけるギニアウォームの根絶，中南米のシャーガス病の激減〔1990年後半〜2006年のあいだに推定患者が半減（177万名→81万名）〕などにおいて日本政府やJICAの協力が大きく貢献している．

また，ガーナ野口記念医学研究所，ケニア中央医学研究所などへの長年の支援は，各研究所の能力強化につながり，2014年のエボラ出血熱流行時には，それぞれ診断やサーベイランス等の拠点として機能を果たしている．

ODA事業における看護職の貢献と今後の活躍の可能性

これまでグローバルヘルスと日本政府/JICAの保健分野の協力の背景と現状をみてきたが，多くの看護職の専門家も当分野の協力を支えている．それでは看護職を目指す人が，開発途上国の人々のために貢献するにはどのような可能性があるだろうか．

1 国際協力で活躍する人々

現在，推計で約2.6万人の日本人が国際協力に携わっており，そのうち約2万人がJICA関係者である．そのなかには，JICA職員のほか，技術協力専門家，青年海外協力隊，シニア海外ボランティアなどJICAとの契約により一定期間（通常は1〜3年間）途上国で活動する人もいれば，短い期間（1〜2週間から数週間），調査業務や国際緊急援助隊などに従事する人もいる．

技術協力専門家は，主に開発途上国の中央政府等に配属され，制度改革や行政システムの改善等への助言・指導を行い，青年海外協力隊やシニア海外ボランティアは，主に地方政府や病院・学校等の現場に配属され，現地の人々と一緒に活動し配属機関等が抱える課題解決に一緒に取り組んでいる．

2 JICA事業における看護職人材の活躍

看護師，助産師，保健師等の看護職人材

[*7] 熱帯地域に集中して蔓延している寄生虫疾患や細菌による感染症．WHOは，デング熱や狂犬病など17の疾患を「顧みられない熱帯病」としている．

表4 看護職等のJICAボランティア（人数は2016年5月31日現在）

青年海外協力隊（JOCV）

職種	派遣中	帰国	累計
看護師	109	1,625	1,734
保健師	12	458	470
助産師	39	516	555

シニア海外ボランティア

職種	派遣中	帰国	累計
看護師	12	46	58
保健師	0	58	58
助産師	1	4	5

JICAボランティア：事業実績/派遣実績（http://www.jica.go.jp/volunteer/outline/publication/results/index.html）をもとに作成

も，ボランティアや技術協力専門家として，国際協力の現場で幅広く活躍している．2016年5月31日現在，青年海外協力隊，シニア海外ボランティアで派遣されている看護師，助産師，保健師の人数は**表4**のとおりである．

JICAの看護教育や母子保健などの技術協力においては，多くの看護職人材が技術協力専門家として活躍している．

JICAは，課題横断的（horizontal）なアプローチである保健システム強化の一環として，保健人材の育成にも長年重点をおいて事業を行ってきたが，そのなかでも看護教育・看護人材の育成は，わが国の厚生労働省や多くの看護大学等の協力を得て，重点的に事業を実施してきた分野である．

予防・診断・治療等の保健医療サービスを円滑に実施するためには，人材，資金，施設・設備が必要であるが，そのなかでも人材はシステムを機能させ，サービスを提供するための中核を担っている．看護職は，保健人材のなかで高い割合を占め，PHCの主な担い手として提供される保健医療サービスの質・量に多大な影響を与えることから，MDGs達成の観点からも，知識・技能を備えた看護人材の育成は急務となっていた．

そのような背景のもと，JICAは，2005年の課題別指針「看護教育[22]」を作成し，「看護サービスの量・質の拡充」を開発戦略目標に掲げ，①政策・計画立案・実施能力の向上，②看護基礎（養成）教育の質の向上，③雇用・配置された人材の活用・能力の向上，の3つを中間目標としてプロジェクトを実施してきた．

また，p.39で紹介した母子保健分野の技術協力でも，多くの看護師，助産師，保健師がプロジェクトの専門家として活躍している．母子健康手帳や施設分娩の促進，生活改善運動や家族計画運動，母子愛育班や乳児全戸訪問，へき地診療など，わが国で実践されてきた過去から現在までの母子保健のさまざまな活動は，多くの開発途上国で活用できるものであり，そのような実践に従事してきた看護職人材の活躍が今後も期待される．

表5　看護教育および母子保健人材育成分野のJICA技術協力プロジェクト例（2004〜2014）
＊2004年度以降に開始し，長期専門家を派遣したプロジェクト

協力期間（年度）	対象国	案件名
2004-2009	ウズベキスタン	看護教育改善プロジェクト
2005-2007	サウジアラビア	看護指導者能力強化プロジェクト
2005-2008	パレスチナ	パレスチナ母子保健に焦点を当てたリプロダクティブヘルス向上プロジェクト
2005-2009	フィリピン	母子保健プロジェクト
2005-2010	ラオス	看護助産人材育成強化プロジェクト
2006-2009	カンボジア	地域における母子保健サービス向上プロジェクト
2006-2009	インドネシア	母子手帳による母子保健サービス向上プロジェクト
2007-2010	エルサルバドル・グアテマラ・ホンジュラス・ニカラグア・ドミニカ共和国	中米カリブ地域/看護基礎・継続教育強化プロジェクト
2007-2010	パラグアイ	看護・助産継続教育強化プロジェクト
2008-2011	ブルンジ	母子保健向上を目的とする医療施設能力強化プロジェクト
2008-2012	ラオス	上級看護助産師育成プロジェクト
2009-2014	ミャンマー	基礎保健スタッフ強化プロジェクト
2009-2015	カンボジア	助産能力強化を通じた母子保健改善プロジェクト
2010	リベリア	母子病院人材能力向上支援（母子保健）
2010-2014	大洋州	地域保健看護師のための「現場ニーズに基づく現任研修」強化プロジェクト
2010-2014	ベトナム	母子健康手帳全国展開プロジェクト
2010-2015	カンボジア	医療技術者育成システム強化プロジェクト
2011-2015	ラオス	母子保健人材開発プロジェクト
2012-2017	インドネシア	看護実践能力強化プロジェクト
2013-2017	ブルンジ	妊産婦・新生児ケア人材の能力強化プロジェクト
2013-2015	ジンバブエ	母子栄養管理強化
2015-2020	バングラデシュ	看護サービス人材育成プロジェクト

支援内容例：保健省人材育成部の管理能力強化，看護人材の能力強化，看護人材に関する規則の整備，国家試験システムの整備，看護協会設立，看護研修指導者の育成，看護教育機関と病院の連携強化，看護教育システムの整備，継続教育システムの強化，看護基礎教育カリキュラム作成など．

2004年から現在までJICAが実施した看護教育や母子保健分野の技術協力プロジェクトは，**表5**のとおりである．

その他にも，感染症やNCDs対策，保健システム強化の技術協力でも看護職人材が活躍できるプロジェクトは，数多くある．また，ステップ3-1「国際看護の現状 ②国際協力機構（JICA）による国際活動事例」（p.121）を執筆された金子佳世氏のように，青年海外協力隊や専門家だけでなく，ジュニア専門員や企画調査員として，看護の知識も活かしてJICA事業のマネジメントに携わるといった選択もある．それらの制度の概要も含め，JICAや国際協力に携わる各団体（国際機関，民間企業，NGO等）による人材募集情報は，国際協力キャリア総合情報サイトである「PARTNER」（http://partner.jica.go.jp/）で調べることができる．

これからの看護職には，開発途上国の人々の健康課題に取り組みグローバルヘルスで活躍することも，将来のキャリアの選択肢の1つとして視野に入れることを期待したい．わが国の保健医療現場での経験を多くの開発途上国で活かすことができ，またそのような開発途上国での経験やグローバルヘルスに携わった経験は，本人の視野を広げ，かつ人間性を豊かにするものであり，将来のわが国における公衆衛生や看護の世界でも必ず活かせるものと確信する．

引用文献

1) 開発課題に対する効果的アプローチ　リプロダクティブヘルス，p.2，独立行政法人国際協力機構．
2) 外務省：ミレニアム開発目標（MDGs）
　http://www.mofa.go.jp/mofaj/gaiko/oda/doukou/mdgs.html より2016年7月1日検索．
3) IHME (Institute for Health Metrics and Evaluation)：Financing Global Health 2015：Development assistance steady on the path to new Global Goals
　http://www.healthdata.org/policy-report/financing-global-health-2015-development-assistance-steady-path-new-global-goals より2016年7月1日検索．
4) 外務省：「世界エイズ・結核・マラリア対策基金」について（グローバルファンド（世界基金））
　http://www.mofa.go.jp/mofaj/gaiko/kansen/kikin/ より2016年7月1日検索．
5) 国際連合広報センター：持続可能な開発目標（SDGs）とは
　http://www.unic.or.jp/activities/economic_social_development/sustainable_development/2030agenda/ より2016年7月1日検索．
6) 我々の世界を変革する：持続可能な開発のための2030アジェンダ　2015年9月25日第70回国連総会で採択（国連文書A/70/L.1を基に外務省で作成）
　http://www.mofa.go.jp/mofaj/files/000101402.pdf より2016年7月1日検索．
7) WHO：Media centre　The top 10 causes of death
　http://www.who.int/mediacentre/factsheets/fs310/en/index2.html より2016年7月1日検索．
8) WHO：Health statistics and information systems　Projections of mortality and causes of death, 2015 and 2030
　http://www.who.int/healthinfo/global_burden_disease/projections/en/ より2016年7月1日検索．
9) 外務省：ODA（政府開発援助）　人間の安全保障分野をめぐる国際潮流
　http://www.mofa.go.jp/mofaj/gaiko/oda/bunya/security/index.html より2016年7月1日検索．
10) WHO：Health statistics and information systems　Tracking universal health coverage：First global monitoring report
　http://www.who.int/healthinfo/universal_health_coverage/report/2015/en/ より2016年7月1日検索．
11) WHO：World health report　Health systems financing：the path to universal coverage
　http://www.who.int/whr/2010/en/ より2016年7月1日検索．

12) Tanahashi T：Health service coverage and its evaluation. Bull World Health Organ 56（2）：295〜303, 1978.
13) 外務省：報道発表　開発協力大綱の決定
http://www.mofa.go.jp/mofaj/press/release/press4_001766.html より 2016 年 7 月 1 日検索.
14) 外務省：保健・医療　平和と健康のための基本方針の決定
http://www.mofa.go.jp/mofaj/ic/ghp/page22_002274.html より 2016 年 7 月 1 日検索.
15) JICA：JICA について
http://www.jica.go.jp/about/index.html より 2016 年 7 月 1 日検索.
16) JICA：JICA PROFILE
http://www.jica.go.jp/publication/pamph/ku57pq00000najg5-att/jica_profile.pdf より 2016 年 7 月 1 日検索.
17) JICA：JICA の保健分野の協力—現在と未来—
http://www.jica.go.jp/activities/issues/health/ku57pq00000naiyq-att/positionpaper.pdf より 2016 年 7 月 1 日検索.
18) JICA 研究所：調査研究　途上国の主体性に基づく総合的課題対処能力の向上を目指して　キャパシティ・ディベロップメント（CD）—CD とは何か，JICA で CD をどう捉え，JICA 事業の改善にどう活かすか—
http://jica-ri.jica.go.jp/IFIC_and_JBICI-Studies/jica-ri/publication/archives/jica/cd/200603_aid.html より 2016 年 7 月 1 日検索.
19) 一般社団法人日本国際保健医療学会：国際保健用語集
http://seesaawiki.jp/w/jaih/d/%A5%E8%A5%F3%A5%D1%A5%EF%A1%BC%A5%E1%A5%F3%A5%C8 より 2016 年 7 月 25 日検索.
20) JICA：病院カイゼン「5S-KAIZEN-TQM による保健医療サービスの質向上」
http://www.jica.go.jp/activities/issues/health/5S-KAIZEN-TQM-02/about.html より 2016 年 7 月 1 日検索.
21) JICA ボランティア：事業実績 / 派遣実績
http://www.jica.go.jp/volunteer/outline/publication/results/index.html より 2016 年 7 月 1 日検索.
22) JICA ナレッジサイト
http://gwweb.jica.go.jp/KM/KM_Frame.nsf/NaviIndex?OpenNavigator より 2016 年 7 月 1 日検索.

Step 1-3 学習の振り返り

- 国際社会共通の目標として掲げられたミレニアム開発目標（MDGs），持続可能な開発目標（SDGs）とはどういうものか，説明してみよう.
- わが国が主導しておこなった主な国際保健政策にはどのようなものがあるか説明してみよう.
- 政府開発援助（ODA）とはどのようなものか，わが国の実施機関である国際協力機構（JICA）の保健分野の取り組みについて説明してみよう.

4 国際的な産業保健活動における看護職の役割

Step 1-4 学習目標

- 労働（仕事）に関連した健康障害リスクについて学び，その対策を知ることの重要性を理解する．
- 職場における健康障害リスク改善方策としての参加型アプローチの進め方について理解する．
- 働く人々が健康で安全に働く権利と，その推進のための国際労働機関（ILO）および国際協力の役割を理解する．

はじめに

開発途上国においても工業先進国においても，人々は毎日1日の3分の1あるいはそれ以上の時間を労働に費やしている．労働の内容には，労働以外の一般の生活習慣や環境要因とは異なるさまざまな健康障害リスクがある．

例をあげれば，重量物の運搬や無理な作業姿勢による筋骨格系の障害，使用されている化学物質による急性・慢性の中毒，長時間労働による過労状態，あるいは職場の複雑な人間関係や仕事のプレッシャーによるうつ状態等，われわれは労働に直接関連したさまざまな健康障害リスクにすぐ気がつく．使用者・労働者の自助努力を支援して，こうした労働（産業）の現場における健康障害リスクを見極め減らしていくのが産業保健の役割である．

労働に関連した健康障害は一般に考えられているよりもずっと大きくその範囲も広く，同時に誰にでも関連した身近な課題である．国際労働機関（International Labour Organization：ILO［p.46, column 参照］）は，毎年世界中で1億6千万人が職業病にかかり，234万人が職業に関連した健康障害で命を落としていると推計している．

これまで，ともすれば産業保健は工業先進国における健康課題とみられることもあった．しかし，開発途上国における工業化と経済のグローバル化が急速に進展するなかで，現在では多くの開発途上国において職業病や労働災害が急増している．そして，労働に関連した健康障害リスクへの対策が国際的にますます重要な課題となっている．

労働に関連する健康障害リスクは，使用者と労働者が協力して対策を作り，労働の内容や作業環境を改善することによって低減することが可能である．看護職は健康問題における専門家として，職場における健康障害リスクの同定と低減において，使用者と労働者をサポートして実際的な役割を果たすことが

できる.

　そのためには，日頃から自分がかかわる人々の職業や労働の内容について関心をもち，労働の現場を訪れ仕事の内容をよくみて理解し，また労働者・使用者とよいコミュニケーションをとってその経験や意見に謙虚に耳を傾けることが大切である．疾病ばかりをみるのではなく，人々の労働と生活そのものをまず理解して，そのなかにある健康障害リスクをともに同定して健康増進に役立てるアプローチは，日本国内で働くにしても海外で働くにしても，その実践活動において有益な視点を提供する．

　ここでは次の3点を学んでもらいたい．

　第1は，労働（仕事）に関連した健康障害リスクについて学び，その対策を知ることの重要性である．

　第2は，職場における健康障害リスク改善方策としての参加型アプローチの進め方についてである．

　第3は，働く人々が健康で安全に働く権利とその推進のためのILOおよび国際協力の役割である．

　これらの3点は，看護職が国内はもとより海外で国際保健の専門家として仕事をする場合にも，共通して役立つ視点と知識である．

人々の労働に関連した健康障害リスクとその改善

　まず，実際の職場（労働の現場）にはどのような健康障害リスクがあるかを考えてみよう．

　表1にベトナムの，ある小規模金属加工工場における作業に関連する健康障害リスクの例を示した．これらは後述するILOの「ワイズ方式アクションチェックリスト」を用い

---

column　国際労働機関（ILO）

　国際労働機関（International Labour Organization：ILO）は1919年に設立された社会・労働政策を担当する国際機関である．本部はスイスのジュネーブにある．現在は国際連合（以下，国連）内の専門機関として多彩な活動を推進している．

　ILOが設立されたのは第一次世界大戦終了の翌年である．社会格差や不公正が大戦の起こった背景にあったととらえてその反省に立ち，労働者の労働条件の改善を通した社会正義の推進と貧困の撲滅を目的として設立された．ほかの国連機関にないILOのユニークな特徴は，政府に加えて各国の労働者および使用者の代表が正式なメンバーとなっている点である．これを「三者構成主義」とよんでいる．

　ILOの重要な役割は，国際的な労働基準を策定して各国に普及させることである．そのための開発途上国への技術協力活動も行われている．労働者の安全および健康の確保と推進は，ILO設立当初からの重要課題であり，労働時間の短縮，化学物質・放射線等種々の健康有害要因の削減，建設業・鉱業・農業等の産業部門別の国際労働基準が策定されている．

表1 ベトナムの小規模金属加工工場において労働者・使用者が協力して見極めた職場の健康障害リスクの例

作業に関連する健康障害リスク	起こりうる健康障害の例	労働者・使用者が提出した改善提案
重い金属部品の運搬	運搬中の転倒等による外傷，腰痛等の筋骨格系障害	安全な通路の確保，運搬における台車の使用
長時間前傾姿勢での金属部品加工作業	腰痛等の慢性の筋骨格系障害	作業台の高さを調整して前傾姿勢を改善
加工機械の回転部分	機械への挟まれによる外傷	回転部分に安全カバーを設置して作業者の巻き込まれを予防
金属を洗浄する有機溶剤の使用	急性・慢性の中毒	いろいろな場所に置かれていた化学物質の保管場所の統一，換気の改善，保護具の使用の徹底
金属を溶解する炉付近の高温	脱水，熱中症	大型扇風機の導入，頻繁な休憩と水分補給
金属加工の際の粉塵	粉塵吸入による呼吸器系への障害	粉塵飛散防止のバリア設置，扇風機によって粉塵を作業者と反対方向へ飛ばす，個人保護具の使用
休憩設備が不十分で，労働者が作業場内で昼食や休憩をとらなければならない	化学物質等の経口摂取による中毒，疲労からの回復が不完全	作業場と離れた場所への食堂および休憩設備の設置

て，使用者・労働者が自分たちで見極めて改善提案を作成したものである．

この表からわかるように，職場には，粉塵や暑熱等の物理的環境要因，有機溶剤をはじめとする有害化学物質の使用，危険な機械による巻き込まれ事故，作業中の姿勢や重量物運搬等による筋骨格系障害などのリスクがあることが理解される．休憩設備の不備によって疲労からの回復が遅れることによる健康障害リスクも見極められている．同時にこれらの健康障害リスクを減らしていくために，労働者が使用者と相談して実際に実施可能な改善提案を提出している．

このように，労働の内容をよく知ることで健康障害リスク要因を協同で見極め，そして職場ですぐに実施可能な健康障害リスク低減策を見つけることができる．単に問題点を指摘するのではなく，皆の力ですぐにできる健康向上策を実施するという改善指向型のアプローチである．

表1では，実際の職場（労働の現場）における健康障害リスクの例として小規模の製造業の職場を取り上げたが，その他のさまざまな職種においても同じ視点を用いて健康障害リスクの見極めと改善提案の作成が可能である．

系統的にみていくために，**表2**に示した8つの改善領域，すなわち，物の運搬と貯蔵，作業台のデザイン，機械と電気の安全な使用，有害化学物質の使用，照明，職場の福利厚生施設，構内（作業）環境整備，作業組織に着目しながらみていくと把握しやすい．

たとえば，読者の皆さんが将来従事する医療職場における看護職の労働内容や作業環境についても同じ視点でみてみるとよい．患者の移動の介助に伴う筋骨格系への負担や無

表2　ILOワイズ方式による8つの健康障害リスク改善領域と改善のアイデア

健康障害リスク改善領域	改善アイデアの例
1. 物の運搬と貯蔵	台車の使用，貯蔵物を安全に取り出しやすくする多段の棚の使用，重量物を移動する際のコンベヤーやリフト等の機械の利用
2. 作業台のデザイン	作業台の高さの調整，必要な物をすぐに取れる範囲に設置，快適な椅子の使用，見やすい表示
3. 機械と電気の安全な使用	機械の危険部分のガード，緊急停止装置，アースの設置，電気コードの床からの除去
4. 有害化学物質の使用	毒性の少ない物質への変更，有害物の隔離や作業場からの移動，化学物質の保管場所の確保とわかりやすい表示，保護具の使用の徹底
5. 照明	自然光の有効活用，局所照明の追加，グレア（光の反射）の防止
6. 職場の福利厚生施設	男女別の十分な数のトイレの設置，安全な飲料水の確保，洗面所や食堂，休憩設備の設置
7. 構内環境整備	床に物がなく十分な広さをもつ安全な通路の整備，通風と換気の徹底，騒音や粉塵源の隔離
8. 作業組織	作業の効率化とチームワークによる過度な作業負担や長時間労働の改善，労働者間のコミュニケーション促進，わかりやすい指示，上司に相談しやすい雰囲気作り

理な作業姿勢，段差や障害物のない安全な通路の確保，看護記録を作成する際の適正な作業台の高さと椅子，薬剤や麻酔薬等の化学物質への曝露防止対策，病原体や血液への曝露等の生物学的健康障害リスク，適正な労働時間と休憩制度，トイレや休憩室の確保，適切なチームワーク・コミュニケーションと作業の分担による長時間労働やストレスの予防など，さまざまな視点が浮かび上がるはずである．

読者の皆さんのなかには将来国際協力に携わり開発途上国の病院職場で技術協力にかかわる方々もいると思う．その際にも，**表2**の視点を用いて病院における作業環境を改善できれば，それは看護職を含む保健医療職の健康障害リスクを軽減し，健康的で安全な職場作りに役立つ．その結果，保健医療職の作業の質と効率が向上し，患者たちへの質のよい医療サービスの提供にもつながる．

職場の自主対応参加型アプローチによる健康リスク改善

労働に起因する健康障害リスクの同定について前述したので，ここでは同定されたリスクを改善するための代表的な手法としてILOが進める参加型アプローチについて解説する．

参加型アプローチを用いた代表的なトレーニングプログラムが，中小企業の健康安全改善のために作成されたワイズ（Work Improvement in Small Enterprises：WISE）プログラムである．**図1**にワイズ方式参加型トレーニングの進め方を示した．

通常，ワイズトレーニングは労働者代表と使用者代表が半数ずつ参加して実施され

る. **図1**に示したように，トレーニングの最初に参加者全員で地元の中小企業を訪問し，アクションチェックリスト（**図2**）を用いて，職場の健康安全リスクを同定し改善提案を考える．同時に訪問した職場にある健康と安全改善に関するよい事例をみつけてそこからアイデアを学ぶことも重要である．

アクションチェックリストは，ワイズ方式参加型トレーニングで重要な役割を果たす．**図2**にアクションチェックリストの一部を例として示す．通常，チェック項目は全部で30項目程度あり，**表2**に示した8つの健康障害リスク領域における代表的な改善項目を含んでいる．

アクションチェックリストは対策指向型

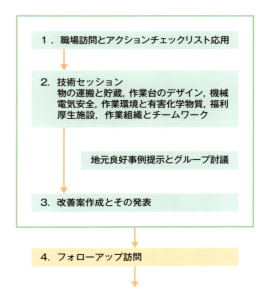

図1 ワイズ方式参加型トレーニングの進め方

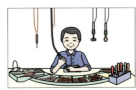
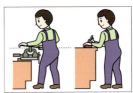
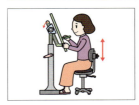
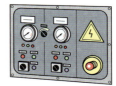

図2 ワイズ方式参加型トレーニングで用いられるアクションチェックリストの一部

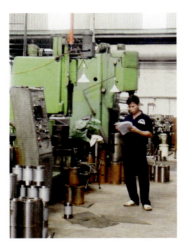

図3　ベトナムにおけるワイズ方式参加型トレーニング
参加した労働者・使用者はアクションチェックリストを使って職場の健康・安全障害リスクを見極め改善案を考える．

チェックリストともよばれるが，図2に示されているように，たとえば「頻繁に使用される資材，工具と操作具を手の届きやすいところに置きます」というように，具体的な提案型の文で書かれているのが特徴である．ここが単に「工具」のように単語のみを示した点検用のチェックリストと異なる点である．参加した労働者・使用者代表がこのアクションチェックリストを用いながら職場を見直すことで，必要な改善提案を自然に検討できるように工夫されている（図3）．

アクションチェックリストを用いた職場訪問の後に，参加者はトレーニング会場に戻る．そこで，トレーナーが8つの改善領域における基本改善ルールとそれを具体的に示したイラストを説明し，また同時に地元にある改善事例の写真を提示する．悪い例や問題点を提示するのではなく，地元にすでにある良い事例のみを示して，そこから具体的な改善アイデアを学ぶ進め方がワイズトレーニングの重要な特徴である．

もう1つのワイズの重要な特徴は，低コストの改善事例に焦点をあてていることである．表2に示した改善アイデアの多くが，実は費用をかけずに低コストで実施可能である．時に使用者のあいだで職場の健康・安全改善には大きな費用が必要であるという誤解があり，その誤解が健康障害リスク改善実施の妨げになる場合がある．費用をかけずとも，まずは低コストでできる改善によって実質的な健康・安全向上活動がスムーズに進むのである．低コスト改善の実例は後述する．

国際看護あるいは国際保健全般において，われわれはつい技術協力先の問題点の指摘やその分析に注意が向いてしまって，地元の人々のすでにある自助の努力や良好事例を忘れてしまう場合がある．ワイズ方式参加型トレーニングの進め方は，地元の人々の自助の健康改善努力に焦点をあて，そこからわれわれ専門家がまず学んでさらなる健康改善を進めるアプローチの重要性を教えている．地元の良好事例から学んだ後，参加者はグループ討議を行い自身が行ったアクションチェックリストの結果をもとに，訪問した職場におけるよい点と改善の必要な点について具体的な提案を検討し発表し合って，トレーニングを終了する．

ワイズでもう1つ大切なことは，トレーニング終了後のフォローアップ活動である．参加者はトレーニング参加後，自身の職場において同僚とともにアクションチェックリストを活用して改善提案を検討・作成し，できるところから一歩一歩の改善を実施していく．こうした継続改善活動を支援するために，ワイズのトレーナーは通常2〜3か月後に参加者の職場を訪問する．あるいは，参加者全員に集まってもらってフォローアップの

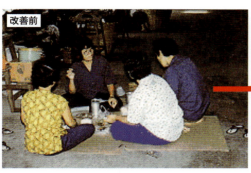
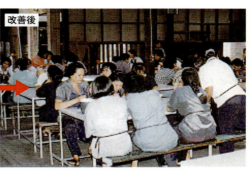

食堂がないため，労働者は作業所で昼食をとっており，作業場で使用されている有害な化学物質の経口摂取の危険性があった．

使用者と労働者が協力し，工場内にある材料で椅子やテーブルをつくり，食堂を設置した．コストをかけずに化学物質の経口摂取を防ぐことができるようになり，これを機に雇用者と労働者の信頼・協力関係も強化された．

図4　タイの小規模化学工場におけるワイズトレーニング参加者（使用者・労働者）による改善事例

ワークショップを実施してもよい．その際に発表されるフレッシュな改善事例は，次回以降のワイズトレーニングにおいて新たな地元良好事例として参加者に紹介される．

図4にワイズトレーニングに参加したタイの小規模化学工場において，使用者と労働者が実施した改善事例を示した．改善前には食堂がなかったため，労働者は作業場で昼食をとっていて作業場で使用される有害な化学物質を経口摂取する危険があった（**図4左**）．ワイズトレーニング参加後，使用者・労働者が協力して食堂を新たに設置した（**図4右**）．必要な椅子やテーブルは工場内で余っていた材料を用いて労働者自身が作成したため，費用も少なくてすんだ．これは，ほかの職場にも応用が可能な低コストの改善事例である．これによって化学物質に曝露するリスクが減るとともに，労働者どうしは楽しく快適に昼食がとれるようになった．同時にこの機会を通して，使用者と労働者の話し合いの場が増え，信頼・協力関係の強化にもつながった．

図5に，こうしたワイズ方式参加型トレーニングを進める際の6つの基本原則を示す．地元の自助努力を尊重し，その改善実績（欠点や弱点批判ではなく）に焦点をあて，労働者参加やほかの職場との経験交流を進める実践アプローチである．さらに基本原則3に示されているように，職場における健康安全改善が工場の生産性改善にも役立つことを結び合わせることで，多忙な中小企業主の関心を高め，取り組みを進めやすくする．

実際，多くの点で職場の健康安全リスクの改善は，生産性や作業効率の改善に役立つ．

たとえば，労働者が作業台の高さを調節して，肩や腰の痛みに悩まされずに作業ができれば，作業の能率も向上する．また，有害な化学物質が空気中に漏れて労働者が頭痛を訴えていたのを換気の改善によって低減できれば，健康改善とともに生産性の向上に結びつく．

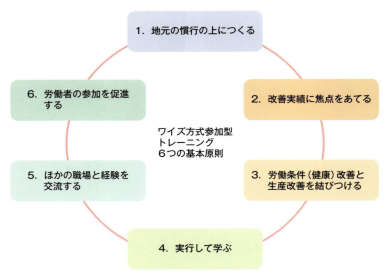

図5 ワイズ方式参加型トレーニングを進める際の6つの基本原則

地元の人々の生活ニーズとネットワークを知る

　前述したように，健康リスク改善を生産活動の効率改善や地元の人々の収入・生活の向上と結び合わせて共に考える視点は，国際保健全般においてもきわめて大切である．

　人々は健康の大切さを知っていても，家族を養うために必要な収入を得るために，健康をとりあえず後回しにしても働き続けなければならないという現実にしばしば直面する．その現実を直視したうえで，看護職が健康と生活に必要な生産活動や収入改善に同時に貢献するアプローチを提示できれば，それは幅広く地元の人々に受け入れられる．

　図6に示したのは，カンボジアの竹かご作りの小規模家内職場の事例である．この女性はこの改善を実施する前は床に直接座って仕事をしており，道具や材料の竹が散らばっていた．ワイズ方式の参加型トレーニングに

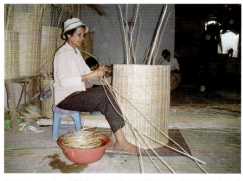

図6 カンボジアの小規模家内職場における低コスト改善事例
道具や材料の竹が散らばるなか，床に座り作業をしていたが，ワイズトレーニング参加後，椅子に座り，取り出しやすい位置に道具や材料を配置するように改善した．それにより，腰や肩の痛みが軽減し，生産性も上がった．

参加した後，図に示したように簡便な椅子を使い始め，また周囲に散らばっていた道具や材料をすぐに取りやすい範囲に再配置した．その結果，作業姿勢が改善されて腰や肩の痛みが軽減した．さらには1日に生産できる竹かごの数も増えて，収入も増加した．

ここで着目したいのは，こうした改善のアイデアは彼女自身が考えたものであって，専門家が「こうしなさい」といったわけではないことである．また，自身の身近な資源を使って低コストで改善しており，外部者が資金を提供したわけではない．

人々の健康障害リスク改善活動を支援する際のもう1つ大切な視点は，地元の人々のネットワークから学び協力関係を築くことである．上述のカンボジアの例では，家内労働者をはじめとするインフォーマル経済職場（下記column参照）を支援する非政府組織（Non-Governmental Organizations：NGO）が地元にあり，こうしたNGOがもつネットワークと協力することで，ワイズ方式の参加型トレーニングを実施することが初めて可能となったのである．

こうしたNGOは地元の人々に密着して，インフォーマル経済職場で生産された製品の品質改善や，あるいはそれらをよりよい値段で売って生産者の収入を増やすためのマーケティング活動を支援している．カンボジアを旅すると質のよい工芸品や土産物にたくさん出会うが，これはこうしたNGOの支援によるところが大きい．

しかし，その生産の現場にはさまざまな労働に関連した健康障害リスクが存在する．製品の質向上や販売を支援するNGOの側でも，インフォーマル経済職場で働く人々の健康や安全には多大な関心があり，協力関係が築かれた．

同時に，地元の労働組合や使用者団体もさまざまな形でインフォーマル経済職場とのつながりがある．販売ネットワークをもつ経

---

column インフォーマル経済職場

インフォーマル経済職場（informal economy workplace）というのは聞きなれない言葉だが，国際看護に従事する方にはぜひ理解しておいてもらいたい．インフォーマル経済というのは，「政府にきちんと届けられていない経済活動」ということである．国によっては労働者の80％がインフォーマルな使用者となっている国もあり，アジアでも労働力の60％以上である10億人以上がインフォーマル経済職場で働いていると推計されている．

たとえば開発途上国に行けば，通りで食べ物や日用品を売っている屋台や露店をよくみるだろう．そうした店の多くは政府に正式に届けられていないから，保健衛生上のサービスやあるいは産業安全保健上の監督官なども訪れにくい．すなわち，健康を損なったりけがをして仕事ができなくなっても，保険や保障がないということになる．

屋台や露店は代表的なインフォーマル経済職場だが，ほかにも家内労働として自宅内に生産機械を持ち込んで衣服・食品・靴・工芸品その他さまざまな日用品を作っている職場もインフォーマル経済職場である．バイク・タクシーの運転手やごみ収集作業も該当するだろう．これらの仕事のなかにはさまざまな健康障害リスクがあり，国際保健として人々の健康向上を考えるならば理解しておかなければならない視点である．

表3 産業保健に関連した主なILO条約

特定の産業・職業に関する条約	・衛生（商業及び事務所）条約（120号，1964年） ・職業上の安全及び衛生（港湾労働）に関する条約（152号，1979年） ・建設業における安全健康条約（167号，1988年） ・鉱山における安全及び健康条約（176号，1995年） ・農業における安全健康条約（184号，2001年）
特定の健康リスク要因別の条約	・機械防護条約（119号，1963年） ・放射線からの保護に関する条約（115号，1960年） ・作業環境（空気汚染，騒音及び振動）条約（148号，1977年） ・職業がん条約（139号，1974年） ・アスベスト（石綿）条約（162号，1986年） ・化学物質条約（170号，1990年） ・大規模産業災害防止条約（174号，1993年）
産業安全保健政策や国のシステムを包括的に示す条約	・職業上の安全及び健康に関する条約（155号，1981年） ・職業衛生機関条約（161号，1985年） ・職業上の安全及び健康促進枠組み条約（187号，2006年）

（　）内の西暦は採択された年を示している．条約の内容の詳細は，ILO駐日事務所ホームページ（http://www.ilo.org/tokyo/standards/list-of-conventions/lang--ja/index.htm）を参照のこと．

営者はビジネスとして，インフォーマル経済職場に生産を依頼したりその製品を購入する．労働組合は同じ労働者としての立場から，労働組合への加入を勧めたり，その権利の向上を支援するネットワークをもっている．

産業保健あるいは国際看護活動を進めるうえで，こうしたさまざまな地元の人々のもつネットワークを知って協力し合うことができれば，その活動はさらに広がってより多くの草の根の人々にまで到達できる．

人々が健康で安全に働く権利とILOの役割

ここまで，労働に関連する健康障害リスクの種類やその理解，そしてその改善方策としての参加型アプローチの役割や地元の人々のネットワークとの協力の重要性について解説した．ここでは次のステップとして視点を変えて，ILOが設定する産業保健分野における国際労働基準（条約・勧告等）の役割について考えてみる．

表3に，産業保健に関連した主なILO条約を示した．ここに示されているように，第1に建設・鉱業・農業のような特定の産業・職業に関する条約類，第2に放射線・職業がん・アスベスト（石綿）のような特定の健康リスク要因別の条約類，そして第3に産業安全保健政策や国のシステムを包括的に示す条約類の3種類に大別される．

産業保健における使用者の責任，労働者の権利と義務，あるいは保健医療専門職の果たす役割を考えるうえでは，とくに3つ目のカテゴリーの「職業上の安全及び健康に関する条約（155号）」「職業衛生機関条約（161号）」「職業上の安全及び健康促進枠組み条約（187号）」が重要である．

産業安全保健に関連したILOの国際労働基準は多岐にわたるので，表4に国際看護活動を進めていくうえでぜひ理解しておくべきポイントを示した．

「ILO 155号条約」は，産業安全保健における国の役割，使用者の責任，そして労働者

表4　国際看護において知っておくべき産業安全保健に関連したILO国際労働安全衛生基準のポイント

1. 国の政策の原則	作業環境における危険要因の最小化，作業の物的要素・作業環境・作業編成への対応（職業上の安全及び健康に関する条約155号，第4条）
2. 使用者の責任と労働者の協力	使用者は安全で健康的な作業環境を構築し，労働者はその構築に協力し，一方で必要な情報とトレーニングを受ける権利を有する（職業上の安全及び健康に関する条約155号，第18・19条）
3. 産業保健専門職（機関）の役割	職場における健康リスク評価と労働者の健康サーベイランスを実施，作業編成を労働者の条件に適合させることの促進（職業衛生機関条約161号，第5条）
4. 労働者の参加	使用者は職場の健康と安全のすべての面について労働者および安全衛生代表者と協議し，情報・トレーニングを提供する（ILO労働安全衛生マネジメントシステムガイドライン3章2項）
5. 草の根の職場への支援	中小零細企業・インフォーマル経済職場の安全衛生を漸進的に改善する国内制度の構築（職業上の安全及び健康促進枠組条約187号，第3条）

条約の内容の詳細は，ILO駐日事務所ホームページ（http://www.ilo.org/tokyo/standards/list-of-conventions/lang--ja/index.htm）を参照のこと．

の権利と義務を定めている．使用者には健康的で安全な職場環境を構築して，維持・向上させるための第一義的な責任がある．労働者は使用者が策定した職場の産業安全保健計画の実施に協力する義務がある．同時に，必要な情報やトレーニングを受ける権利がある．国は使用者が安全保健上の責任を果たし労働者の権利が守られるように，政策・法を作り

---

column　農作業に起因する健康障害リスク

　読者の皆さんは産業保健というと工場とか企業のためのもので，農業などの第一次産業とは関連が薄いと思っているかもしれない．それは誤解である．実は，農業は鉱業や建設業とともに最も労働災害や職業関連疾病の発生率が高い職種である．

　実際に農作業の現場に足を運んで作業をよくみれば，本文の**表2**に示した種々の労働関連の健康障害リスク要因に気がつくだろう．典型的には，重量物の運搬，危険な農作業機械，炎天下での作業，農薬への曝露，水田や水路における寄生虫への感染リスク，長時間労働等である．

　これらの改善のためにワイズ方式を応用して，ウインド（Work Improvement in Neighborhood Development：WIND）という参加型トレーニングプログラムが作成され，世界中で応用されている．ワイズと同様に，チェックリストを用いて農業従事者自身が改善提案を作成し，一歩一歩実施する．

　読者の皆さんも，将来開発途上国の農村で健康問題の専門家として働く機会があれば，ぜひその地域の農業労働の中身をじっくりみて，そこにどのような健康リスクとその改善機会があるかを考えてほしい．

労働監督制度によって法の実施を監督する．

また，「ILO 161号条約」に定められているように，われわれのような保健医療専門職は，職場における健康リスク評価の実施において使用者・労働者をサポートし，労働者の健康サーベイランスを実施し，仕事の中身を労働者が安全で健康的に働けるように適合させるための技術アドバイスを行う．

そして，「ILO 187号条約」は，国が戦略的な産業安全保健計画を策定する手続きを定めている．現在ではILOの技術支援もあり，多くの開発途上国が国家産業安全保健計画をILO 187号条約で定められた手続きに従って策定している．国家産業安全保健計画は，わが国でも5年ごとに定められる労働災害防止計画に相当するものである．

まとめ

ここでは労働（仕事）と健康の関連について解説した．看護職が保健医療の専門家として，病気だけをみるのではなく人々の労働と生活の場を訪れてそこから学び，その中身を理解し，労働に由来する健康障害リスクを労働者・使用者とともに見極め一歩一歩改善することが重要である．職場健康障害リスク改善にはさまざまな手法があるが，ここに述べたようにワイズに代表される参加型トレーニング手法は，わが国においても海外の現場においても幅広く応用できる．

同時に忘れてはならないのは，労働組合や使用者団体あるいはNGOとの協力である．行政ネットワーク以外にも，職場における健康リスク改善活動を点から面へと広げていく地元の人々のつながり・ネットワークはたくさんある．国際看護専門職は地元の人々のネットワークに精通して，健康改善のために幅広い協力関係を構築していくことが大切である．また，各国の行政システムや法体系に目を配り，現場活動を個別の成功事例から地域全体あるいは国全体にインパクトを生むようにと広げていく視点が大切である．

本節では，国際的な産業保健の場における看護職の役割について述べた．ここで述べた人々の労働と生活全体をみるアプローチ，参加型の健康改善トレーニング手法，地元の人々のネットワークとの幅広い協力，それに国際基準の動向に目を向けることは，将来，国際保健のどの分野において仕事をする際にも役立つ視座である．

参考文献

1) ILO駐日事務所：国際労働基準 条約一覧 http://www.ilo.org/tokyo/standards/list-of-conventions/lang--ja/index.htm より2016年7月19日検索

Step 1-4 学習の振り返り

- 労働に関連した健康障害リスクとはどのようなものがあり，どのような改善策が考えられるか，説明してみよう．
- 国際労働機関（ILO）の役割について，説明してみよう．
- 開発途上国などで産業保健あるいは国際保健活動を進めるうえでは，どのような姿勢で臨むことが大切か，説明してみよう．

5 国際的な視点からみた災害看護の重要性

Step 1-5 学習目標
- 災害とはどのような状況をさすのか，またどのような種類があるのかを理解する．
- 災害の発生から復興までを示す「災害サイクル」を理解する．
- 災害看護を実践する上で必須である原理・原則，倫理観を理解する．

グローバル化社会における災害看護の意義

1 グローバル化した現代社会

科学技術が発達した現代社会に暮らすわれわれは，さまざまな電化製品に取り囲まれ，発達した交通手段により短時間で諸外国を行き来し，世界中の豊かな物資を容易に手に入れることができるなど，快適で便利な生活を享受している．

国際保健用語集によると，「モノ，サービス，資本，情報，人，文化など，経済活動をはじめとする人間のさまざまな営みが，国家の枠組みを超えて地球規模に拡大すること」をグローバリゼーション（globalization）といい[1]，1980年ごろからは開発途上国の世界経済への統合が進みつつある．

2 グローバリゼーションの影響

豊かな生活を享受している人々がいる一方で，貧困のなかで暮らしている人々もおり，格差社会という問題が浮き彫りになっている．格差社会という問題は，国家間のみならず国内でも顕著になりつつある．

世界中に張り巡らされたインターネット網を通して伝えられる外国の情報やそれに付随した価値観は，自国の文化や社会制度を変容させている．さまざまな価値観は，時に争いへと発展し，世界各地で紛争やテロが絶えない．

さらに，航空機などによる人々の移動は，感染症の急速な拡大を容易にしている．2002年に中国で最初の感染が確認された重症急性呼吸器症候群（severe acute respiratory syndrome：SARS）は，人々の移動によってまたたく間に世界中に感染が広がり，2014年に西アフリカを中心に流行したエボラ出血熱は，救援におもむいた医療関係者により欧米にも飛び火した．2015年には，韓国で中東呼吸器症候群（Middle East respiratory syndrome：MERS）の感染拡大が報告されるなど，われわれは国や地域を越えた健康・保健問題に直面している．

3　地球温暖化・気候変動による影響

　気候変動に関する政府間パネル（IPCC）の第5次評価報告書（2014年）[2]は，石油などの燃料消費による大気中の二酸化炭素濃度が年々増加し，気候システムの温暖化をもたらしていると報告している．そのため，ここ数十年で，すべての大陸と海洋において，気候の変化が自然界と人間の暮らしに影響を与えており，極端な高温や熱波，大雨が頻発し，台風やハリケーンの強度が増す可能性があると警告している．わが国でも，局地的な大雨による被害が頻回に起こっており，2013年には，気象庁が「特別警報[*1]」の運用を開始している．

　気候変動は，とくに貧困のなかで生活する人々にとって，しばしば彼らの生計に負の影響をもたらし，ほかのストレス要因を増悪させ，国家の安全保障にも影響を及ぼすと報告されている[2]．今後さらに地球温暖化が進むと，異常気象や気象災害が世界各国で多発するとともに，紛争などの人道危機も増加することが懸念される．

　実際に，災害は近年増加傾向にある．2005年以降に起こった世界の主な災害を**表1**に示す．自然災害の頻度と被災者数は，1990年代にくらべ2000年には約2倍に増え（**図1～3**），紛争による国内被災民や難民の数も増加している．

4　グローバル化・地球温暖化が進む社会のなかでの看護職の役割

　グローバリゼーション時代を象徴する紛争やテロ，感染症の拡散，貧困，そして気候変動の影響などにより世界各地で発生する自然災害は，人々の生命や健康を脅かしている．このような状況に一国のみで対応することは不可能であり，国を越えた対応が必要である．そして，そこでは災害医療や災害看護の手が切に求められている．

　われわれ看護職が，災害看護を学び実践することは，人間の生命と健康を守るという看護の使命そのものといえる．現在すでに直面し，また近い将来起こりうるこのような課題に対して，グローバルな広い視野で物事をとらえ，考えることが重要なのである．

災害医療・看護の基礎知識

1　災害の定義

　災害は，自然あるいは人為的な現象で，その多くは予測不可能であり，生活・財産・環境の崩壊など，すさまじい結果をもたらす．

　災害は以下のように定義されている．

a　国連・世界保健機関による定義

　国際連合（United Nations：UN）と世界保健機関（World Health Organization：WHO）は，Gunnの「重大かつ急激な出来事（干ばつのように緩徐なこともある）による，人間とそれを取り巻く環境との広範囲な破壊の結果，被災地域がその対応に非常な努力を必要とし，時には外部や国際的な援助を必要とするほどの大規模な非常事態」[4]を災害の定義

[*1] 特別警報：ただちに命を守る行動をとらなければならないほど危険が迫っているときに出される最大限の警戒警報をさす．

表1 2005年以降の世界の主な災害

年	災害の種類	国（地域名）	死者・行方不明者（概数）
2005	洪水・地すべり	インド	1,503
	ハリケーン	米国	5,336
	暴風雨	インド，バングラデシュ	4,049
	ハリケーン・洪水	グアテマラ，エルサルバドル，メキシコ	1,597
	地震	パキスタン，インド，アフガニスタン	74,651
2006	寒波	ロシア，ヨーロッパ東部	1,000
	地すべり	フィリピン	1,122
	地震，火山噴火	インドネシア	5,778
	台風	中国（南東部）	1,400
	熱波	ヨーロッパ中部	2,000
	台風	フィリピン	1,496
2007	大雨，洪水	インド	1,752
	洪水・地すべり	バングラデシュ	1,152
	サイクロン	バングラデシュ	4,234
2008	サイクロン	ミャンマー	130,000
	地震	中国（四川）	69,227
	大雨	インド，パキスタン，ネパール	2,700
2009	地震，津波	インドネシア（スマトラ）	1,117
2010	地震，津波	ハイチ	222,570
	地震	中国（青海）	2,220
	大雨，洪水	パキスタン	1,960
	大雨，土砂崩れ	中国（甘粛）	1,760
2011	地震，津波	日本（東日本）*	18,470
2012	台風	フィリピン	1,900
2013	洪水	インド	1,500
	台風	フィリピン	6,200

* 東日本大震災の数字は2015年5月8日現在のもの（警察庁緊急災害警備本部発表）
資料）内閣府「平成20年度防災白書」「平成22年度防災白書」から国土交通省が作成したものに，筆者が「平成26年度防災白書」の資料を加えて作成

として用いている．Dominelli はこの定義からより広めて，最大の人為的災害である貧困や，気候変動をも含めることを提案している[5]．

b 日本看護協会による定義

公益社団法人日本看護協会（以下，日本看護協会）では，災害を「自然災害や人災とよばれる，不測のときに，多くの人々の生命や健康が著しく脅かされる状況であり，地震や火災などによる1次的な被害だけでなく，2次的な生命・健康への脅威を含む」[6]としている．

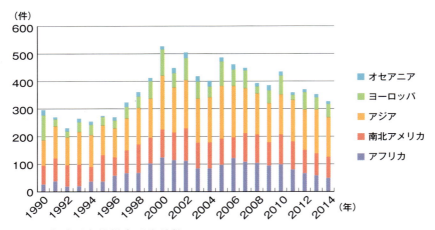

図1　大陸別自然災害発生件数
EM-DAT：The International Disaster Database (http://www.emdat.be) のAdvanced Search機能によるデータをもとに筆者作成

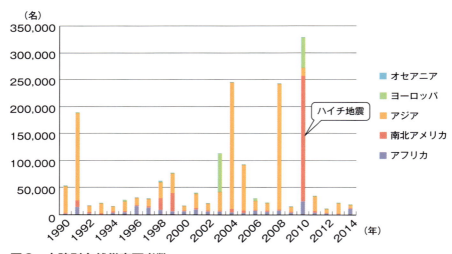

図2　大陸別自然災害死者数
EM-DAT：The International Disaster Database (http://www.emdat.be) のAdvanced Search機能によるデータをもとに筆者作成

　大規模災害発生後には，長期の避難生活による疲労や環境の悪化などによって，病気にかかったり，持病が悪化したりする被災者も多い．このような2次的な生命・健康への脅威に対しては，われわれ看護職が中心となって自律的に取り組まなければならない．

2　災害の種類

　災害は，その発生原因や規模などによって，いくつかの分類が試みられている．大まかに分類すると，「自然災害」と「人為的災害」および「特殊災害」となる．

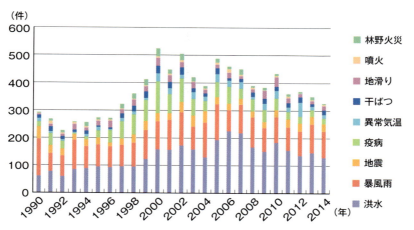

図3　自然災害の種類
EM-DAT：The International Disaster Database (http://www.emdat.be) のAdvanced Search機能によるデータをもとに筆者作成

a 自然災害

　自然災害の代表的なものは，ハリケーン・地震・津波・火山噴火などである．

　自然災害のなかでも最も多いのは洪水である．わが国はもちろん，世界的にみても風水害によるものが多い．広い範囲に影響を及ぼすため，「広域災害」とよばれている．

b 人為的災害

　人為的災害は，化学爆発や大都市火災，大型交通災害（船舶・航空機・列車）などである．多くは局所で起こるため，「局地災害」とよばれている．

　わが国では2005年に起こったJR福知山線脱線事故（死者107名，負傷者562名），海外では2014年の韓国旅客船セウォル号の沈没事故（死者295名，行方不明者9名）が記憶に新しい．

　自然災害と人為的災害が組み合わさったものは，「複合災害」とよぶ．

c 特殊災害

　核・放射性物質（Nuclear），生物剤（Biological），化学剤（Chemical）による災害は，特殊災害の代表的なものである．これらの頭文字をとって「NBC災害」とよばれる．わが国で起こった地下鉄サリン事件は，NBC災害として世界から注目を浴びた．

　また黒住は，複合緊急人道支援として，難民・戦争・紛争・テロリズムをあげている[7]．

3 災害サイクル

　災害には，発生直後からその後の経過，復興などの時間経過を示す「災害サイクル（図4）」とよばれるものがある．災害サイクルは円環的ではあるが，全く元の状態に戻るのではなく，むしろらせん型に変化する．

　災害サイクルにかかわる行政や防災機関などの機能が十分に発揮されれば，看護の力は災害サイクルの各期に対応して，応急手当や救急医療，急性疾患あるいは慢性疾患の看

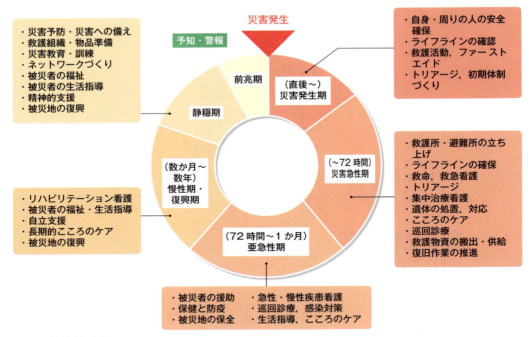

図4　災害サイクル
神奈川県看護協会：災害看護 PART1 災害サイクルをご存じですか？ KANAGAWA看護だより 136：10, 2011 より一部改変のうえ引用

護や遺体の処置，こころのケアやリハビリテーション看護，自立に向けての支援，防災教育という機能を発揮することができる．

a 静穏期

災害発生の時期，場所，種類は予測不可能なことが多く，被害の程度も推測しがたいことが多いので，あらゆる災害を想定した備えが重要である．

この時期には，災害看護教育の実施，広範な防災訓練，防災物品やマニュアル・危機管理体制の整備・点検，災害ネットワークの形成と確認などを行う．

b 災害発生期・救援期
（災害発生期・災害急性期・亜急性期）

災害発生時の緊急対応としては，災害発生当日から3日ぐらいまでは災害発生直後の救命，救急の初動活動を行う．

c 慢性期・復興期

災害発生から3か月後ぐらいまでは中期の活動として，健康生活の立て直しへの支援の開始などを行う．

災害の影響は長期に及ぶことがある．そのため，復旧・復興時期の長期的な対応には，被災者および救援者に対する長期的なこころのケア，長期的な健康生活の立て直しへの支援活動，地域社会の立て直しへの支援活動などが含まれる．

4　災害が及ぼす影響

災害は予期せぬときに襲ってくる．突然

の災難によって生命は危機にさらされ，急激に日常生活の変化を余儀なくされ，被災者のこころは大きく傷つけられる．さらに，日常生活のみならず，政治・経済・文化までも，長期にわたり，さまざまな影響を受ける．

自然災害は，広域の災害となることが多く，ライフラインの寸断や行政機関，医療機関などの被災により社会生活機能が低下する．とくに，経済やインフラなどの基盤が弱い国・地域は，災害への対応能力が低く，復興に非常に長い年月を要する．

ライフラインとは，近代生活の基本となる「生命線」であり，電気，水道，ガス，通信などを意味する和製英語である．地震などの広域災害では，ライフラインの寸断により，日常生活は全くの原始生活に戻る．都市部の医療機関は，近代的であればあるほどライフラインへの依存度が高く，そのために全く機能を失う場合もありうる．

高い確率で発生が予想されている南海トラフ巨大地震では，わが国の都市部が被災する可能性があり，都市機能の低下を最小限に抑えるための備えが急務とされている．

慢性型災害は，洪水や干害などのように徐々に災害の形をとり，拡大していくものである．その経過により被害が長期にわたるものが多く，感染症や復旧作業で生じる2次的外傷が多くなる．

また，慢性疾患をもつ人の増悪化や心的外傷後ストレス障害（post traumatic stress disorder：PTSD）など心理的問題も生じてくる．

5 災害要援護者

災害は，すべての人間に同じように損傷を与えるものではなく，災害要援護者といわれる人々〔子ども（Children），高齢者（Elderly people），身体障害者（Handicapped），慢性疾患患者（Chronically ill），旅行者や外国人（Tourists）：CEHCT〕に被害が集中する．

このような人々は，地震，津波，台風，洪水，噴火などの災害時に，迫りくる危険を察知することが難しい，あるいは察知しても適切な避難行動をとることが困難である．そのため，外傷などの直接的被害だけでなく，2次的な健康障害（脱水や栄養障害，伝染病，肺炎などの感染症）によって死亡率が高くなったり，病状を悪化させてしまうことがある．

われわれの周りには，災害要援護者といわれる人々が多く存在している．また，われわれ自身も，旅行中などに災害に遭遇して，自分がいつ災害要援護者になりうるかわからない．そのため，日頃から危機意識をもち，情報収集やいざというときの準備をしておくことが重要である．

6 災害時の看護

日本看護協会によって災害看護は以下のように定義されている．

「災害は，多数の集団に被害の及ぶ集団災害であり，その規模や傷病者数から通常の地域内の救急医療体制では対処できない場合がほとんどである．このような災害時における看護とは，災害に関する看護独自の知識や技術を体系的かつ柔軟に用いるとともに，ほかの専門分野と協力して，生命や健康生活への被害を極力少なくするための活動を，災害サイクルすべてにおいて展開することである」[6]

災害看護の機能を発揮するためには，基礎教育での一般的な看護実践能力が基盤となることはいうまでもない．災害に対する意識

を高め，臨機応変に対応できる医療技術を身につけるとともに，防災や減災についてリーダーシップをとることも求められる．

また，ほかの専門職者と連携・協働でき，他者を尊重できる人間性を養うことが重要となる．

災害看護を実践する上での原理・原則および倫理観

苦しんでいる人を前にしたとき，人は，どうにかしてその苦痛を和らげ，取り除きたいと思う．その思いの根底にあるものが「人道」ではないだろうか．

災害時の看護は，人々の命と健康を守り，人間の尊厳を確保し，苦しんでいる人を救いたいという「人道」そのものである．われわれが看護行為を行う際に判断や意思決定の拠り所としている原理・原則を確認し，それを災害時に協働する人々と共有することが大切である．

1 国際人権法・人道法

a 世界人権宣言

世界人権宣言は，1948年に国連総会で宣言された．条約ではないが，国際慣習法の一部となっている普遍的な概念である．「すべての人間は，生まれながらにして自由であり，かつ，尊厳と権利とについて平等である」と謳われている．

b 差別に関する条約

国連総会で1965年に採択された「あらゆる形態の人種差別の撤廃に関する国際条約」，1979年の「女子に対するあらゆる形態の差別の撤廃に関する条約」がある．

とくに，男女の格差がどのくらいあるか，女性が社会的，政治的，経済的にどのくらい力をもっているかというジェンダーの問題は，災害時に顕著に現れる．後述するスフィア・プロジェクトでは，避難所での生活を運営する際には，女性の意見を取り入れることが効果的であるとしている．

c 権利に関する条約

国連総会で1989年に採択された「児童の権利に関する条約」や，2006年に採択された「障害者の権利に関する条約」がある．

災害時には，子どもは特別な保護を必要とし，障害のある人々には特別な配慮が必要となる．

d ジュネーブ条約

ジュネーブ条約は，主に武力紛争犠牲者の保護と救済を目的としている．4つの条約と3つの追加議定書から成るため，ジュネーブ諸条約とよばれている．

1864年に最初のジュネーブ条約が制定されて以降，社会の情勢に対応しながら改定されている．たとえば，最初は国家間の戦争による犠牲者を対象としていたが，近年は，独立のための戦争や新しい独立国における内戦などにも適用されている．

しかし，武力紛争にまで至らない国内の騒乱や緊張状態には適用されないため，このような状況下で影響を受ける人々の生命や尊厳は，自国の政府による自国民への人権侵害を制限する国際人権法が守ることになる．

2 スフィア・プロジェクト（The Sphere Project）

スフィア・プロジェクト[9]は，1997年に人道援助を行う非政府組織（Non-Governmental

表2 キャンプサイト計画のための基準指標

1人あたりの居住空間	45 m² (天井の高さ最低2 m)
1人あたりの床面積	3.5 m² (約2畳)
蛇口1つあたりの人数	250名
1つのトイレの使用人数	20名
住居から給水所までの距離	500 m以内
住居からトイレまでの距離	50 m以内

The Sphere Project：スフィア・プロジェクト 人道憲章と人道対応に関する最低基準2011年版(特定非営利活動法人 難民支援協会訳)．特定非営利活動法人 難民支援協会，2012 をもとに作成

表3 生存に必要な基本的な水の量

生存に必要な水：水の摂取量(飲料および食物)	2.5～3L/日	気候，生理的個人差による
基本的な衛生上の行動	2～6L/日	社会的・文化的規範による
基本的な調理ニーズ	3～6L/日	食物の種類，社会的・文化的規範による
基本的な水のニーズ総計	7.5～15L/日	

The Sphere Project：スフィア・プロジェクト 人道憲章と人道対応に関する最低基準2011年版(特定非営利活動法人 難民支援協会訳)．p.90, 特定非営利活動法人 難民支援協会，2012より引用
Copyright © The Sphere Project/www.SphereProject.org

Organization：NGO)のグループと国際赤十字・赤新月運動によって開始された．彼らの目的は，災害援助における行動の質を向上し，説明責任を果たせるようにすることにあった(スフィア・プロジェクトについては，p.117も参照のこと)．

スフィア・プロジェクトは，①災害や紛争の被災者には尊厳ある生活を営む権利があり，援助を受ける権利がある，②災害や紛争による苦痛を軽減するために実行可能なあらゆる手段が尽くされるべきである，という2つの信念を中核においている．

これら2つの信念をサポートするために，人道憲章の枠組みがつくられ，生命を守るための主要なセクター〈①給水・衛生・衛生促進，②食糧の確保と栄養，③シェルター，居留地，ノン・フードアイテム(衣料，寝具，調理器具などの家庭用品)，④保健活動〉における最低基準が示されている．最低基準は根拠に基づいており，被災者が安定した状況で尊厳をもって生存かつ回復するために，あらゆる人道対応において実現すべき状況を説明している．

権利保護は，人道行動の核となるものであり，援助機関の責任を示したものである．すべての人道機関は，①その行動が被災者にさらなる苦痛を与えないこと，②その行動がとくに最も被災した者や最も弱い立場にいる者の利益となること，③被災者が暴力やその他の人権侵害から守られること，④人権侵害から回復する手助けをすること，を確保しなければならないとしている．

表2・3は，難民キャンプなどで生活する上での最低基準である．これまで開発途上国の難民や被災者を対象としたものと考えがちであったが，東日本大震災のように，先進国においても長期にわたる避難生活においては必要な考え方である．

3 多文化理解

世界規模の健康問題に対応するためには，それぞれの国や地域の文化を考慮する必要がある．「自国と他国の違い＝異文化」という

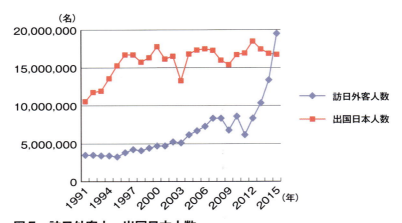

図5　訪日外客人・出国日本人数
日本政府観光局：統計データ（訪日外国人・出国日本人）(http://www.jnto.go.jp/statistics/visitor_trends/) をもとに作成

自分を中心としたとらえ方ではなく，世界にはさまざまな文化が存在し，自分はそのなかの1つだととらえることが必要である．

他国で活動する際には，その国の歴史や文化，政治，経済，宗教，言語などの基本的情報のほか，平均寿命，乳幼児死亡率，妊産婦死亡率，主な死亡要因，識字率などの教育水準，公衆衛生状態などを知っておくとよい．自国との違いとその違いが生じた背景を理解し，自分たちの価値観を押しつけてはならない．

一方，国内に目を向けると，在日外国人も多く存在している．平成26年度末の時点の在留外国人数は，約212万名であり，前年にくらべ2.7％増加していた．彼らの国籍は，中国が約65万名と全体の30.9％を占め，以下，韓国・朝鮮，フィリピン，ブラジル，ベトナム，米国，ペルーと続き，合計193か国にのぼる（無国籍を除く）[10]．また，政府の訪日旅行促進事業により，外国人観光客も年々増加している（**図5**）[10]．このような状況のなかで，大規模な自然災害や交通災害が起これば，多数の外国人を救出・救護するということも想定される．

近年発生した災害

1 スマトラ島沖地震

2004年12月26日，スマトラ島北西沖のインド洋でマグニチュード9.0の巨大地震が発生した．この地震により発生した津波は，多くの周辺諸国に到達し，広範囲にわたって甚大な被害をもたらした．被害を受けた国は，インドネシア，インド，スリランカ，タイ，ミャンマー，マレーシア，モルディブ，東アフリカのソマリアやマダガスカルなどインド洋沿岸の14か国に及んだ（**図6**）．

最も被害が大きかったインドネシアのアチェ州では，独立を求める武装勢力と国軍の対立が続いていたため，被害状況の調査や救援活動にも支障が出た．軍事政権下にあるミャンマーや長年内戦が続いてきたソマリアでも，はっきりした被害状況はわかっていない．

タイのプーケット島など世界的に人気のある

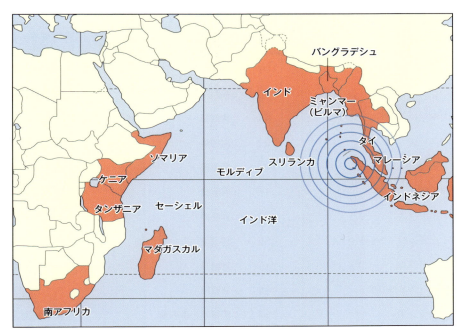

図6　スマトラ島沖地震（2004）の被害を受けたインド洋沿岸14か国

海辺のリゾート地でも，旅行中の外国人に多くの被災者が出た．被災者の国籍は，米国，スウェーデン，ドイツ，イギリス，ノルウェー，フランス，イタリア，スイス，オーストリア，中国，韓国，日本などで，死亡が確認された者より行方不明者のほうがはるかに多かった．

この大震災には，わが国からも多くの救援チームが派遣され，救助活動や医療救援に従事している．その活動は，発災直後の急性期だけでなく，生活再建のための復興事業，地域の災害対応能力向上のための活動，たとえば看護学校に災害看護教育プログラムを導入するなど，息の長い支援が続けられた．

海外で医療救援活動を行う際には，さまざまな国の医療チームや地元の人々とともに活動することになる．紛争下にある地域が被災する場合もあるため，自分たちの安全を保つことも重要である．そして，言葉や文化の違いを越えて，被災者が最も必要としている支援は何かを考え，お互いを尊重しながら活動することが求められる．

2　東日本大震災

2011年3月11日14時46分，東北地方太平洋沖でマグニチュード9.0の大地震が発生し，東北から関東にかけての太平洋沿岸を津波が襲った．この震災での犠牲者のほとんどが，津波に巻き込まれたことによる水死であった．そのなかで，在日外国人も多大な被害を受けた．災害救助法が適用された149の市町村の在日外国人は当時7万5千名以上にのぼる[11]．前述のように，外国人は災害要援護者である．言葉によるコミュニケーションがむずかしい場合もあるが，被災者のおかれた状況や心理状態を思いやり，多言語翻訳

表4 東日本大震災での海外救助・医療支援チーム

No	国・地域	人数	活動場所	到着−出国[*]
1	韓国	107	宮城県	3/12-3/23
2	シンガポール	5	福島県	3/12-3/17
3	ドイツ	41	宮城県	3/13-3/19
4	スイス	27	宮城県	3/13-3/19
5	米国	144	岩手県	3/13-3/19
6	中国	15	岩手県	3/13-3/20
7	イギリス	69	岩手県	3/13-3/19
8	ニュージーランド	52	宮城県	3/13-3/19
9	メキシコ	12	宮城県	3/14-3/19
10	オーストラリア	72	宮城県	3/14-3/21
11	フランス	134	宮城県・青森県	3/14-3/27
12	台湾	28	宮城県	3/14-3/19
13	ロシア	155	宮城県	3/14-3/22
14	モンゴル	12	宮城県	3/15-3/21
15	インドネシア	15	宮城県	3/18-3/27
16	南アフリカ	45	宮城県	3/18-3/27
17	トルコ	32	宮城県	3/19-4/11
18	イスラエル	53	宮城県	3/27-4/11
19	インド	46	宮城県	3/28-4/8
20	ヨルダン	4	福島県	4/25-5/12
21	タイ	4	福島県	5/8-6/3
22	スリランカ	15	宮城県	5/12-6/1
23	フィリピン	3	岩手県・宮城県	6/28-7/11

陳昭廷氏が緊急災害対策本部の資料等をもとに作成した表を一部改変
[*] 20〜23の国は，出国日ではなく撤収日を示す．

のアプリケーションソフトウェアや非言語的コミュニケーションを駆使して支援することが必要である．

東日本大震災では，多数の国・地域などから支援の申し出がなされたが，人員や物資の受け入れ先が決まらないという問題が起

こった．これまで，わが国は他国の災害に対して積極的に支援した実績はあるが，自国が被災した際の海外からの支援の受け入れについては課題が残っており，十分な体制を整える必要がある．われわれ看護職は，今後起こりうる大災害時に，日本国内で他国の医療チームと一緒に活動することも考えておかなければならない（**表4**）．

東日本大震災では，津波で東京電力福島第一原子力発電所が被災し，放射性物質の放出・拡散により，12の市町村が避難区域となった．そのため，今なお多くの住民が避難を余儀なくされている．そのなかで，避難先の社会に溶け込めずに孤立している人々もいる．

原因の1つに，海岸地方で暮らしてきた人々と内陸部に住んでいる人々の文化の違いがある．多文化は同じ日本人のなかにも存在する．そのことを念頭におき，避難してきた人々，彼らを受け入れた人々の双方が尊重されるような看護活動を行うことが重要である．

引用文献

1) 国際保健医療学会：国際保健用語集
   http://seesaawiki.jp/w/jaih/d/%A5%B0%A5%ED%A1%BC%A5%D0%A5%EA%A5%BC%A1%BC%A5%B7%A5%E7%A5%F3 より 2016年7月15日検索
2) 環境省：IPCC 第5次評価報告書の概要―第2作業部会（影響，適応，及び脆弱性）―. 2014年12月版．
   http://www.env.go.jp/earth/ipcc/5th/pdf/ar5_wg2_overview_presentation.pdf より 2016年7月15日検索
3) EM-DAT：The International Disaster Database
   http://www.emdat.be より 2016年7月25日検索
4) S. W. A. Gunn：災害医学用語事典（青野允，鵜飼卓，山本保博監訳）．p.26, へるす出版, 1992.
5) IASSW：Policy Document on Disaster Interventions for Consideration by IASSW Board, Jan 2010
   http://www.iassw-aiets.org/sustainability-climate-change-disaster-intervention-committee/ より 2016年7月15日検索
6) 日本看護協会 日本看護協会専門職業務課編：災害看護のあり方と実践．p.55, 1998.
7) 黒住健人：災害概論とトリアージ
   http://www.geocities.jp/kochikyuaikai/Picture/21gakushukai/triage_kurozumi.ppt より 2015年7月15日検索
8) 神奈川県看護協会：災害看護 PART1 災害サイクルをご存じですか？ KANAGAWA 看護だより 136：10, 2011.
9) The Sphere Project：スフィア・プロジェクト 人道憲章と人道対応に関する最低基準 2011年版（特定非営利活動法人 難民支援協会訳）．特定非営利活動法人 難民支援協会, 2012.
   https://www.refugee.or.jp/sphere/The_Sphere_Project_Handbook_2011_J.pdf より 2016年7月15日検索
10) 日本政府観光局：統計データ（訪日外国人・出国日本人）
    http://www.jnto.go.jp/statistics/visitor_trends/ より 2016年7月15日検索
11) 外キ協 外国人被災者支援プロジェクト：人種差別撤廃委員会の日本審査（2014年8月20〜21日）に向けた NGO 共同レポート東日本大震災の外国人被災者
    http://gaikikyo.jp/shinsai/cn17/pg167.html より 2016年7月15日検索
12) 陳昭廷：自然災害をめぐる国際人道支援の体制構築―東日本大震災による日本の支援の受け入れ方について―.

Step 1-5 学習の振り返り

- 災害の種類について説明してみよう．
- 「災害サイクル」について説明してみよう．
- 災害看護を実践する際にどのような考え方が重要であるのか，被災国へ赴く場合，自国が被災し救援を受ける場合のそれぞれの立場で考えてみよう．

略語一覧①

和文	略語	英文
米国看護師協会	ANA	American Nursing Association
キャパシティ・ディベロップメント	CD	Capacity Development
診断群分類による1日あたり包括支払い方式	DPC/PDPS	Diagnosis Procedure Combination/Per-Diem Payment System
経済連携協定	EPA	Economic Partnership Agreement
子どもの栄養不良対策や拡大予防接種計画	EPI	Expanded Programme on Immunization
自由貿易協定	FTA	Free Trade Agreement
人間開発指数	HDI	human development index
国際疾病分類	ICD	International Classification of Diseases
外因に対する国際分類	ICECI	International Classification of External Causes of Injury
国際生活機能分類	ICF	International Classification of Functioning, Disability and Health
国際看護師協会	ICN	International Council of Nurses
看護実践国際分類	ICNP	International Classification for Nursing Practice
プライマリーケアに対する国際分類	ICPC	International Classification of Primary Care
赤十字国際委員会	ICRC	International Committee of the Red Cross
国際赤十字・赤新月社連盟	IFRC	International Federation of Red Cross and Red Crescent Societies
国際保健規則	IHR	International Health Regulations
国際労働機関	ILO	International Labour Organization
気候変動に関する政府間パネル	IPCC	Intergovernmental Panel on Climate Change
国際協力銀行	JBIC	Japan Bank for International Cooperation
国際緊急援助隊	JDR	Japan disaster relief team
国際協力機構	JICA	Japan International Cooperation Agency
国際厚生事業団	JICWELS	Janan International Corporation of Welfare Service
外国人患者受入れ医療機関認証制度	JMIP	Japan Medical Service Accreditation for International Patients

国際看護の
理論を学ぶ

Step 2

1 国際的視点からみた看護の歴史的変遷
2 看護の発展を支える国際的な知識の体系
3 国際看護における看護の対象と専門性
4 わが国の看護師に求められる知識・技術と国際基準

1 国際的視点からみた看護の歴史的変遷

Step 2-1 学習目標
- 「看護」はどのような変遷を経て現在のような形になったのかを理解する.
- 「ケア」とは何か,その成り立ちと意味を理解する.
- 看護の歴史的変遷を理解し,今日のわが国における看護のあり方を考える.

「看護」はいつ始まったのか

1 看護:Nursing という言葉

　看護のことを英語で"Nursing"といい,看護師が"Nurse(ナース)"とよばれていることはよく知られている.

　"Nurse"の語源は,ラテン語の"Nutricia(ニュートリキア)"という言葉で,「お乳をしゃぶらせる人」または「養うもの」といった意味で用いられていた.これは,"Nurture(育てる)","Nourish(養う)","Nutrition(栄養)",といった言葉の語源でもある.

　"Nurse"という言葉を辞書で引いてみると,今でも「看護」という意味以外に,「授乳する,子守をする,愛撫する,育てる」などの意味で使われる言葉であることがわかる[1].つまり"Nurse"という言葉はもともと,子守や乳母など,「子どもの世話をする人」の意味で使われていた言葉であり,そこから「病人の世話をする人」という意味が派生したものである.

　しかし,病人の世話をする"Nurse"が実際に現れ始めたのは 16 世紀後半になってからであり,そうした意味で一般的に用いられるようになったのは 18 世紀に入ってからだったといわれる.ナイチンゲールの『看護覚え書』が出版された 1860 年以降においても,"Nurse"という言葉から受けるイメージは「看護者」というよりは「子どもの養育者」としての意味合いが強かったのである.

2 看護の起源

　看護の起源がどこにあるのか,という問いに対する1つの答えは,"Nurse"という言葉の語源から導き出すことができるだろう.

　つまりそれは,母親が自らの子どもに乳を与え慈しみ育むように,生命を生み出した母親が自らの手で子どもを育てるという行為そのものが,自分以外の他者に対する行為の始まりである.その意味において,人の誕生こそが,すなわち看護の起源であったという

ことができるだろう．
　こうした起源に立ち返ってみれば，看護を担うもの，また看護の対象となるものに人種や皮膚の色，文化などといった壁が存在しないことは明らかであろう．

「ケア」はいつ始まったのか

1 神話にみるケア

　「ケア」の語源は，ラテン語の"Cura（クーラ）"という言葉に由来し，クーラとは，ギリシャ神話における気遣いや関心の神のことであった．
　あるとき，気遣いの神クーラが河で見つけた白亜を含む粘土でとある形をつくりながら思いをめぐらせていると，そこに天空の神ユピテル（ジュピター）が現れた．クーラがユピテルに，この形あるものに精神（魂）を与えてくれるように頼むと，ユピテルは快くそれを引き受け，それに精神（魂）を与えた．
　しかし，クーラがそれに自分自身の名前をつけようとすると，ユピテルは，自分がそれに魂を与えたのだから，自分の名前が与えられるべき，と主張した．
　クーラとユピテルが話し合っていると，今度はそこに大地の神テルスが現れ，それには粘土という自分の身体が用いられているのだから，自分の名前こそが与えられるべき，と彼らに割って入った．話し合いは決着がつかず，時間の神クロノスに裁定が持ち込まれた．
　話を聞いたクロノスは，次のような判決を下したという．ユピテルは魂を与えたので，形あるものが死ぬとき，魂は天に帰る．テルスは身体を与えたので，このものが死ぬとき，身体は大地に帰る．そしてクーラはこれを最初に形作ったので，このものが生きているあいだは，クーラがこれを所有する．そして形あるものは土からできていたので，土を表すラテン語で"Humus（フムス）"とよばれるようになり，これが，人を表す Human（ヒューマン）という言葉の語源になっているという．

2 「ケア」を必要とする存在

　生きているあいだクーラに所有される"Human"は，「人間」と訳されている．それは人が，人と人とのあいだに生まれ，人と人とのあいだで生き，人と人とのあいだで死んでいくことを意味している．
　つまり人間とは，人から生まれ，人との関係のなかで生き，人の世話を受けて死んでいく存在であり，生まれることも，生きることも，死ぬことも，人から世話（ケア）を受けなければかなわない存在であることを示している．
　いいかえるならば，人はその誕生の瞬間から生きている限りケアを必要とする存在であり，看護が生まれたそのときに，表裏一体となって，ケアという人と人とのかかわりが始まったといえるだろう．

看護とは

1 初源的な意味合い

　Nurse という言葉の語源にさかのぼることから，看護の初源的な意味合いを見出そう

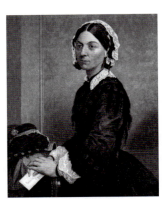

フローレンス・ナイチンゲール
(1820-1910)

とするならば，それは「他者を看る」ことであるといえるだろう．そこに，民族や文化，歴史的背景などによる制約はない．

人が人として他者である人に接するときに，それがいかなる人であれ，その相手のことを思い，気にかけ，身を捧げていくことから生まれる力，そこに介在する力がケアであり，そうした他者を看るかかわりのすべてが看護であると考えられる．

しかし，それが経験的，体感的，ないしは歴史的に1つの技術として伝承されるだけではなく，論理的，かつ科学的に体系づけられていくことにより，看護は今日みられるような確固としたプロフェッションとして確立することとなった．

その過程において，フローレンス・ナイチンゲール (1820-1910) が1860年に記した『看護の覚え書』が，大きな功績を担ったことはいうまでもない．

2 ナイチンゲールの看護

ナイチンゲールは，すべての病人が回復するそのプロセスを妨げることなく，生命力の消耗を最小限にするよう，新鮮な空気や陽光，暖かさや静けさ，清潔さといった自然の力がはたらきやすくなるために適した環境を整え，健康回復を助けていくことが看護の役割であるとしている．

つまり看護とは，病気の原因を特定してそれを取り除こうとする特定病因論的な考え方からのアプローチではなく，人のもつ生命力，自然治癒力に着目し，そうした力をもつ人と，その人を取り巻く環境との関係から健康をとらえ，回復を促すようその環境を整えるはたらきかけ（＝ケア）を提供することであると定義された．

ナイチンゲールはまた，看護の本質を"Science（科学）"であり"Art（芸術）"であるものとしている．

a 科学であること

看護が科学であるとは，病む人へのケアが単なる人のお世話に終わるのではなく，なされる行為が「科学的根拠」に基づいたものであることを示すことも看護の重要な役割ということである．

このことは，ナイチンゲールが1853年から始まったクリミア戦争において，劣悪な衛生状況で管理されていた傷病兵の状況を統計的な手法によってエビデンスとして明示し，科学的なアプローチを行うことによってイギリス軍の死亡率を激減させ，さらには民間や植民地における健康改善にも大きく貢献したことにもみてとることができる．

b 芸術であること

看護が芸術であるとは，看護師によってなされるケアの一つひとつが，対象者となる一人ひとりのそのときの状況に最も適した，1回限りのケアとして届けられていることを意味している．それはたとえば，相手がどの

ような国の人であれ，どのような信仰をもつ人であれ，同じ茶室のなかでお茶を味わう一人として，その人のために心を込めてお茶を立てる茶道にも似ている．

また，芸術を為すものには2つの種類があり，1つはアルチザン（職人）とよばれる人たちであり，もう1つはアーチスト（表現者）とよばれる人たちであるという．

すなわち，看護を為すもの（看護師）は，その手によってつくられる卓越したアルチザンとしての技術を用い，またどのように対象者を回復へと向かわせていくのかを，一人の看護者としてのケアを通して表現していくアーチストでなければならない．

ケアとは

1 メイヤロフのケア

ミルトン・メイヤロフ（1925-1979）は，『ケアの本質―生きることの意味』[2]という著書のなかで次のようなことを書いている．

「自分以外の人格をケアするには，私はその人とその人の世界を，まるで自分がその人になったように理解できなければならない．私は，その人の世界がその人にとってどのようなものであるか，その人は自分自身に関してどのような見方をしているかを，いわば，その人の目でもって見てとることができなければならない．外から冷ややかに，あたかも相手が標本であるかのように見るのではなく，相手の世界で相手の気持になることができなければならない．」

ケアとはまさに，その人の目でみてとり，その人の痛みを，まるで自分のように

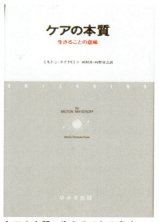

ケアの本質―生きることの意味
（ゆみる出版，1987）

理解する力であるということができる．

2 ケアがもつ2つの意味合い

「ケア」という言葉が，ラテン語の"Cura（クーラ）"に由来していることは前述したとおりであるが，このクーラという言葉は，主に2つの意味で使われていたという．1つは，他者の幸せを準備するという意味であり，もう1つは，他者のことが心配で苦しむという意味である．

医療の世界で「ケア」という言葉が用いられるとき，日本語訳として「世話」という言葉があてはめられることが多いように感じる．「ケア＝介護」というように，介護そのものの実質をさしている言葉として用いられていることも多い．

しかし，言葉の意味合いをみてみると，世話や介護といった，他者のために何かをすることばかりではなく，心配する，心配で苦しむといったかかわる側の気持ちや感情を伴った反応をも意味していることがわかる．

つまりケアというのは，何かをするという

実質的なかかわりや世話の行為だけを意味するのではなく，その行為がどのような思いの上に提供されているのかという，その背景にある「行為の質」をも意味しているということができるだろう．

いいかえるならば，ケアとは，他者に対してなんらかのかかわりの行為を行うことであり，同時に，そうした行為が「外から冷ややかに，あたかも相手が標本であるかのように」行われてはいないかといった，行為に伴う自らの思いと配慮と質とを点検する自分に向かう矢印，すなわち自分自身をしっかりと見つめる眼差しを含みもっていなければならないということである．

そして，もしそうした矢印がそこにないのであれば，その行為はただの世話であり，ケアではありえない，ということになるだろう．

3 自分へと向かう矢印

自分自身に向かう矢印への意識をしっかりともつためには，その矢印が向かう先，つまり自分という存在がしっかりとみえていなければならない．自分自身がぶれていたり，自分が何者であるのかが不明瞭であったりしていては，どこに矢印を向けていけばよいのかがわからなくなるからである．

そのため，「自分は何者か」という自分への矢印を問い続けることは，看護やケアを学ぶ上では非常に重要となる．それゆえ，ナイチンゲールをはじめとする多くの実践家や研究者たちは，自分という存在，またその自分がなす看護とはいったい何かを問い続け，さまざまな考えや理論を組み立ててきたのである．

そうした理論のいくつかは次節にて述べることとし，ここではまず，看護が今日的な意味において確立していった歴史的流れについて以下に解説する．

看護の歴史的変遷

1 看護の源流

「子どもの世話をする人」という意味合いであった"Nurse"が，「病人の世話をする人」という意味合いを含むようになり，さらには看護が独立した職業として確立していった背景には，さまざまな歴史的要因が影響を与えている．大きな役割を果たした1つの要因が宗教を背景とするかかわりである．

313年，ローマのコンスタンチヌス帝がキリスト教を公認し，キリスト教がローマ帝国の国教となると，特権を与えられたキリスト教会やそこで働く修道士や修道女たちは，神に仕える者の奉仕として，敵味方，階級の違いを超えて病人やけが人を集め，日常生活の世話を行い始めた．

また，教会には"Diaconia（ディコニア）"とよばれる収容施設が設けられ，貧困者や病人救済が行われていた．ローマの上流階級の婦人たちのなかには，自宅を開放して病人を収容したり，施設などをつくったりする者もいたという．

2 戦争による看護の発展

中世ヨーロッパにおけるキリスト教を背景とした看護の発展にさらなる影響を与えたものとして，十字軍の遠征などによる戦争の影響がある．残念なことではあるが，いつの時代も戦争はつねに医療や看護の発展を促してきたことは疑いようのない事実である．

1095年にローマ教皇ウルバヌス2世のよびかけにより結成された十字軍においても，遠征に伴う身の回りの世話，病人や負傷者の手当などの必要から看護団が組織されていた．

聖ヨハネ教団は，十字軍に呼応する形で1113年に立ち上げられた修道騎士団の1つである．この騎士団は，聖地エルサレムを巡礼する者の安全を守りつつイスラム教徒と戦う騎士，巡礼者の身の回りの世話をする司祭，さらには病人や負傷者を加護する奉仕会の友という3つの階級によって組織され，後に聖ヨハネ修道騎士団という組織となった．

また，聖ヨハネ騎士団は経済的にも豊かであったことから，病院や施設などを各地に設置しながら看護を行うとともに，これらの施設で世話をする婦人団体，聖マグダレナ尼僧団なども結成された．

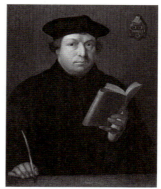

マルチン・ルター
(1483-1546)

トリック教会の腐敗に抗議すべく贖宥状（免罪符）販売を批判し，その後ローマ・カトリック教会からプロテスタントの分離へと発展していった体制革新運動である宗教改革をきっかけに，看護はその後一転した暗黒の時代を迎えることとなった．

現在のドイツをはじめとする神聖ローマ帝国で始まった宗教改革の勢いはとどまることを知らず，その運動は徐々にヨーロッパ各地へと広がっていった．しかし，プロテスタントの女性に対する考え方は厳しく，女性の社会的地位や活動を制限していたため，今まで発展を遂げてきた婦人団体や尼僧看護団のような活動は，かえって停滞し始めてしまったのである．

さらに，宗教改革の危機を克服するため，カトリック教会の改革と教義の強化に向けて行われたトリエント宗教会議において，看護事業に携わる奉仕者の世俗から離れた生活が義務づけられたため，広く行われていた一般の人々による看護の活動なども，徐々に衰退していくこととなった．

こうした看護活動の衰退は，宗教改革から19世紀前半までの200年にも及び，看護の暗黒期とよばれている．

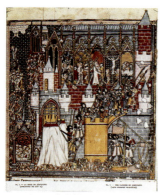

エルサレムを攻撃する第一回十字軍

3 宗教改革と看護の衰退

ローマ教皇によるキリスト教の保護や十字軍の遠征などにより，キリスト教を背景とした看護の活動は目覚ましい発展をみせた．

しかし，ヴィッテンベルク大学の神学教授であったマルチン・ルターが，ローマ・カ

4 クリミア戦争とナイチンゲール

　ローマ・カトリック教会の繁栄を背景として発展した看護のはたらきは，あくまでも慈善的な奉仕活動が中心であり，看護という社会的に確立した仕事として行われていたわけではなかった．また，現在の看護師や保健師などの原型をみることはできるものの，看護師という独立した職業として存在してはいなかった．

　そのような，宗教的慈善事業の域を出ない看護を1つのプロフェッションとして確立し，看護師を独立した職業と位置づけたのがナイチンゲールであった．

　1853年から始まったクリミア戦争において，野戦病院でのイギリス軍傷病兵の受け入れが遅れていることを知ったナイチンゲールは，自ら看護団を組織して戦地に赴き，野戦病院での看護にあたったのである．彼女の献身的な看護の姿勢は，「クリミアの天使」「白衣の天使」などとよばれるほどに，ナイチンゲールの名を世に知らしめることとなった．

　彼女自身はこうしたよばれ方を嫌っていたといわれているが，そうした看護に向かう彼女の姿が，今日の看護師に対する一般的なイメージをつくっているといっても過言ではないだろう．

　しかし，ナイチンゲールの献身的な看護もさることながら，クリミア戦争において彼女が行った看護で特筆すべきは，今日に至る看護のなかに脈々と受け継がれている科学的な看護のアプローチである．彼女は，劣悪な衛生状況で管理されていた傷病兵への看護を改革し，その結果を統計的な手法によって科学的なエビデンスとして明示していったのである．

　彼女のこうした働きがイギリス軍の死亡率を激減させ，さらには民間や植民地における健康改善に大きな貢献をしたことは，前述したとおりである．

5 ナイチンゲール看護学校

　クリミア戦争から帰還したナイチンゲールは，1860年に『看護覚え書』を記し，そのなかで「看護とは何か」に関する彼女の考えを明示した．また，看護のあり方や，看護師としての考え方を説きつつ，宗教上の慈善事業として行われていた看護を，看護師が担う職業として確立していったのである．

　看護の確立に向けて彼女が行ったことの1つが，ロンドンのナイチンゲール看護学校（The Florence Nightingale School of Nursing and Midwifery）の設立であった．看護学校の設立は，ナイチンゲールが行った業績のなかでも非常に重要なはたらきの1つといえるだろう．それは，慈善的行為にすぎなかった活動を「看護」という系統立てた形あるものとして示しただけでなく，教育という形で理念を継承し，必要とされる基礎的な知識と技術とを身につけた看護師を広く養成していくシステムを築き上げたからである．

　看護学校での教育方針は，「ナイチンゲール方式」とよばれ，"見習い制度"が行われていた．また，臨床での経験を大きな学習機会として位置づけ，経験や観察事項の記録による看護評価や総括を行わせるなど，今日の看護教育にもつながる科学的な考え方に基づく教育が提供されていた．まさに，近代看護の基礎が築かれていったといえるだろう．

　そして，このナイチンゲールの確立した近代看護とナイチンゲール方式の養成システムが，遅れて誕生するわが国の看護師教育にも大きな影響を与えたのである．

わが国における看護

1 看護婦養成所の設立

　わが国における看護の歴史をさかのぼれば，古くは奈良時代にみられた僧侶でありながら医を職とした僧医や，病人を看護する看病僧とよばれる者の存在が知られている．

　また，職業としての看護を紐解くと，江戸時代の小石川養生所において患者の世話を行ったのが職業としての看護のはじめともいわれている．しかし，当時は看護の専門的な教育が行われていたわけではなく，今日的な看護が始まるのは，明治の時代を迎えてからとなる．

　わが国で初めての看護教育機関は，1885年に東京で医師の高木兼寛によって設立された有志共立東京病院看護婦教育所であった．高木医師は，アメリカから派遣されていた女性宣教師であり，かつナイチンゲール方式の看護教育を受けた看護師でもあったメアリー・リードを最初の教育担当としてわが国での看護教育をスタートさせた．その背景には，彼がナイチンゲール方式の看護が行われていたイギリスのセント・トーマス病院医学校への留学経験があり，看護に対する理解が高かったことがあるといわれている．この看護婦教育所はその後，東京慈恵医院看護婦教育所と改称された．

　その後，新島襄によって京都に設立された京都看病婦学校や日本赤十字社の看護婦養成所，桜井女学校付属の看護婦養成所などが設立されたが，こうした初期の看護婦養成所での教育は，有志共立東京病院看護婦教育所と同じように，ナイチンゲール方式に則り外国人指導者が教育を行うものが多かった．しかし，指導者の帰国や卒業生が少人数であったことなど，看護として高いレベルを維持することがむずかしい一面もあった．

　また，日清戦争（1894～1895年）や日露戦争（1904～1905年），さらには第一次世界大戦（1914～1918年）など，戦争による負傷兵や自然災害などの被災者を看護する必要が求められていたため，養成機関の多くは基盤病院での看護婦需要を満たすことに一義的な目的が置かれていたともいわれる．

　当時の需要としては，看護の質を高めることよりも，看護師数を増やしていくことに重きがおかれていたといえる．

2 看護の転換期

　わが国の看護が大きな質的転換を迎えたきっかけに，第二次世界大戦（1939～1945年）敗戦後に設置された公衆衛生福祉局看護課がある．看護師であり将校でもあったグレース・オルトが初代の課長として就任すると，看護教育のレベル向上と看護体制の統合に向けた積極的な改革が推し進められた．

　まず，東京看護教育模範学院を教育モデル校として立ち上げ，行政としての保健所の整備や各都道府県における看護課の設置，看護協会の設立などが進められていった．また，それまでバラバラであった保健婦，助産婦，看護婦を一団体として組成し，教育，法律とともに一元化することで看護全体の質的向上を図っていったのである．

　そして，1948年には「保健婦助産婦看護婦法」が制定され，看護の国家資格化と，名称および業務の独占とが規定されることとなった．まさに，今日の看護教育制度の第一歩が踏み出されたと同時に，職業としての看護が

法的な根拠に基づき明確に規定されることとなったのである．

3 社会変化と看護の移り変わり

2008年1月に行われた保健師助産師看護師学校養成所指定規則の改正に先立ち，厚生労働省「看護基礎教育の充実に関する検討会」で，国際社会において，広い視野に基づき諸外国との協力を考えることができる能力がこれからの看護師に期待される力の1つであることが示された．

時代が昭和から平成へと進み，われわれが暮らす社会が大きくそのあり様を変化させてきているなかで，社会，環境や人口構造の変化，またそれに伴う疾病構造の変化など，医療技術の発展とともに看護ケアシステムの変革も求められてきている．

オルトを中心に進められたわが国における初期看護の歩みも，その時代に必要とされる法改正や体制，制度の強化などが図られつつ積み上げられてきた．今日わが国において養成される看護師に国際的な視点に立つ看護の力が求められていることも，そうしたニーズに応えつつ発展を続ける看護の一側面であるといえるだろう．

また，人口の高齢化や高度医療技術の発展などを背景に，臨床現場ではすぐれた管理能力と専門知識，熟練した技術とケアに向かう熱意とがますます必要とされてきている．こうした状況に対し，看護教育の大学化を図ることによるレベルの向上，さらには資格の専門分化による看護体制の強化も進められている．

今日取得可能な看護の専門的な資格には，大学院レベルで行われている専門看護師の資格認定制度，また，認定看護師教育課程を修めることによって得られる認定看護師資格がある．さらには，師長レベルを対象とした認定審査による認定看護管理者とよばれる資格もあるが，これらは公益社団法人日本看護協会が認定する資格となっている．

また近年，診療の補助として看護師が手順書により行う特定行為にかかわる研修制度も進められており，看護の展開と発展はまた新たな局面を迎えているといっても過言ではないだろう．

引用文献

1) 川本茂雄，岡田秀穂，森常治ほか：講談社英和中辞典．p.1401，講談社，1994．
2) ミルトン・メイヤロフ：ケアの本質―生きることの意味（田村真，向野宣之訳）．p.93，ゆみる出版，2001．

参考文献

1) 喜多悦子：ナイチンゲールの今日的意義―開発理念の観点からナイチンゲールを読む．日本赤十字九州国際看護大学紀要10：3-34, 2011．
2) 川野雅資監修：国際看護学．日本放射線技師会出版会，2007．
3) 杉田暉道，長門谷洋治，平尾真智子ほか：系統看護学講座［別巻］看護史．第7版，医学書院，2005．
4) 日本看護歴史学会：日本の看護のあゆみ―歴史をつくるあなたへ．日本看護協会出版会，2014．
5) フローレンス・ナイチンゲール：看護覚え書―看護であること看護でないこと．第7版（湯槇ます，薄井坦子，小玉香津子ほか訳），現代社，2011．

Step 2-1 学習の振り返り

- ナイチンゲールが行った業績について説明してみよう．
- 「ケア」とは何かを説明してみよう．
- わが国で看護が職業として規定された経緯を説明してみよう．

2 看護の発展を支える国際的な知識の体系

Step 2-2 学習目標
- ナイチンゲールの看護理論に関する理解を深めつつ，プライマリー・ヘルス・ケアとの関係について考える．
- ペンダーのヘルスプロモーション・モデルを理解する．
- レイニンガーの文化ケア理論を理解する．

看護における理論の重要性

　看護の歴史的変遷を振り返りつつ，いかに今日の看護が築き上げられていったのかをみていくと，それが単にケア実践の継続と積み上げだけによるのではなく，実践とともに看護という行為そのものや，行為から起こる現象を説明する概念や考え方が培われ，築き上げられてきたことが，看護の発展に重要な役割を果たしてきたことがわかる．

　そして，看護実践を支持する知識体系の元を築き，ほかの学問領域との違いを明確にしながら看護の方向性を示した最初の人物が，フローレンス・ナイチンゲール（1820-1910）なのである．

　看護理論とは，看護実践を支持する上での知識体系を表したものといえるだろう．それは，一連の概念や定義，諸現象の関係性を示すものであり，ケア実践をより適切で効果的なものにしていくために，看護が独自に行う理論的な努力ともいえる．

ナイチンゲールの看護理論

1 人間と環境とのかかわり

　ナイチンゲールは，多くの看護理論家とよばれる人々が記しているような，いわゆる今日的意味合いでの看護理論書を書き残してはいない．しかし，彼女が記した『看護覚え書』[1)]は，まさに彼女の看護に対する考え方が示されたものであり，ほかの学問領域との違いを明確にしながら看護独自の方向性を示しているという点からいえば，彼女の看護理論が示されている，といっても過言ではないだろう．

　その著書においてナイチンゲールは，「程度の差こそあれ，すべての病気における特徴は回復過程にある」と述べている．そして，「病人が回復するそのプロセスを妨げることなく，空気や陽光，暖かさや静けさ，清潔さといった，患者に自然の力がはたらきやすくなるよう環境を最適に整えつつ，健康回復を

助けていくことこそが看護の役割である」としている．

つまりナイチンゲールは，人のもつ生命力，自然治癒力に着目することで，そうした力をもつその人自身と，その人を取り巻く環境との相互関係から健康をとらえなおすことに，看護の独自性を導き出したのである．ナイチンゲールの看護観が環境論ともいわれる所以は，そのためである．

人とはいかなる存在であるのかを問う看護の理論において，多くの理論家がそれぞれの考えの拠り所として，このナイチンゲールの考え方を受け継いでいるのである．

2 ナイチンゲールとプライマリー・ヘルス・ケア

ナイチンゲールが記した『看護覚え書』[1]の冒頭には，「日々の健康上の知識や看護の知識はもっと重要視されるべきであり，そうした知識は誰もが身につけておくべきものである」といった言葉が綴られている．こうしたナイチンゲールの考え方は，看護が病気の原因を特定してそれを取り除こうとする特定病因論的な考え方に立つのではなく，先述したようにその人のもつ生命力，自然治癒力に着目し，そうした力をもつ人と，その人を取り巻く環境との関係から健康をとらえなおすことにその役割がある，と考えているからだといえるだろう．

つまりナイチンゲールは，一人ひとり誰もが自分自身の生きる力に気づき，また健康に目を向けていくことの重要性を示しているのであり，そのうえで，病人が回復するそのプロセスを妨げることなく，空気や陽光，暖かさや静けさ，清潔さといった，患者に自然の力がはたらきやすくなるよう環境を最適に整えつつ，健康回復を助けていくことこそが看護の役割なのだと語っているのである．

こうしたナイチンゲールの看護観は，国際看護における「プライマリー・ヘルス・ケア」の考え方に受け継がれているともいえるだろう．プライマリー・ヘルス・ケアとは，健康であることを基本的な人権の1つとして認めつつ，地域のすべての人が健康になるために，地域住民が主体となって，人々のニーズに応え，健康問題を地域住民自らの力で解決していこうとするアプローチのことである．まさに，地域の一人ひとりが「健康」という自らの問題に向き合い，自立と自己決定の精神のもとに解決に向けた環境の調整を進めていくことにほかならない．

ナイチンゲールの『看護覚え書』は，看護教育における教科書として，またその技術実践本として記されたのではなく，当時の一般庶民である一人ひとりに向けた健康啓発書であったともいわれる．そしてその内容は，地域社会における保健医療を考えるうえで，今なお多くの示唆を与えてくれるものであるということができるだろう．

ペンダーのヘルスプロモーション・モデル

1 ヘルスプロモーション・モデルの原点

ノラ・J. ペンダー（1941-）は，人が健康を増進させるライフスタイルを選択したり，特定の保健行動を起こしたりといった個人の健康活動に着目し，「ヘルスプロモーション・モデル」を構築した人物である．ペンダーのヘルスプロモーション・モデルは，看護実践上の特定の現象に焦点をあてた実践的理論であるため，中範囲理論に分類されている．

ペンダーがこのモデルに行き着いた背景には、「健康に対する医療者の介入が病気の発生後に行われていることが、健康を人と環境との関係からとらえなおそうとするナイチンゲールをはじめとした看護先駆者の考えに反する」といった問題意識があったといわれている。人と人を取り巻く環境との健康的なかかわりのなかで、病気を未然に防ぎ健康を享受することは、回避できたはずの病気が発生したあとに介入を試みるよりはるかによい、と考えるに至ったのである。

ペンダーはヘルスプロモーションを、「ウェルビーイングを増大させ、可能な限り健康でいたいという望みを動機とした行動のことである」と定義している。また健康とは、「目標に向けた行動、適切なセルフ・ケア、そして良好な人間関係によって人間のもつ可能性を実現するためのものであり、心身の統合性を維持しつつ、必要に応じて取り巻く環境との調和を図るはたらきのこと」とした。

そして、健康を見据えた人間の保健行動に影響を及ぼす諸要因と、それらの因子間の関係性を、「ヘルスプロモーション・モデル」としてまとめ、個人的因子、人間関係の因子、および環境因子をよりよい方向へと変容させる介入を行い、それによって人々の健康を最大限に引き上げることが看護の目標であると考えたのである。

2 ヘルスプロモーション・モデルの考え方

ペンダーのヘルスプロモーション・モデルには、①個人の特性と経験、②行動に特異的な認識と感情、③行動の成果、という3つのカテゴリーが据えられており、そのなかで因子間の関係性が説明されている（**図1**）。

a 個人の特性と経験

因子として、「過去の関連行動」「個人的因子」が含まれている。

「過去の関連行動」とは、保健行動に直接的、間接的に影響を与えるものであり、過去に行っていた同一、または似た行動の実行頻度のことである。

「個人的因子」のなかには、年齢、性別などの生物学的因子、自尊心や健康状態の知覚といった心理学的因子、教育、人種異文化への適応といった社会文化的因子があげられている。

b 行動に特異的な認識と感情

因子として、「行為の利益の知覚」「行為の負担の知覚」「自己効力の知覚」「行為にかかわる感情」「人間関係の影響」「状況的影響」が含まれている。

「行為の利益の知覚」とは、保健行動を起こすことで得られるだろうと期待する、よい結果に関する知覚のことである。

「行為の負担の知覚」とは、保健行動をとることの想像や、実際の行動に伴って生じる負担や障害に関する知覚である。

「自己効力の知覚」とは、ある保健行動を起こす上での準備や具体的行動を、どの程度自分自身が行えるのかという自覚のことであり、行為の負担の知覚に影響を与えるものとされる。

「行為にかかわる感情」とは、行動の前後に起こる肯定的または否定的感情で、自己効力の知覚に影響を与えるとされる。

「人間関係の影響」とは、他者の行動や信念、態度に対する当人の認識であり、当人が行動を起こす気になるかどうかに影響を与えるものとされる。

「状況的影響」とは、状況に対する感じ方

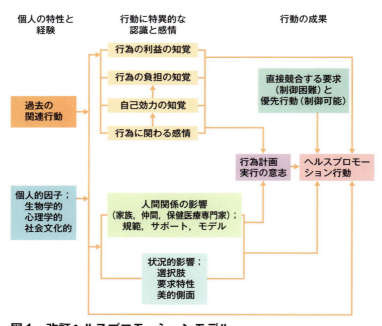

図1　改訂ヘルスプロモーションモデル
ノラ J. ペンダー：ペンダー ヘルスプロモーション看護論（小西恵美子監訳）．p.100，日本看護協会出版会，1997より転載

や認識のことであり，得られる選択肢，要求特性，環境の美的側面，という3つの状況がある．

C 行動の成果

因子として，「行為計画実行の意思」「直接競合する要求と優先行動」「ヘルスプロモーション行動」が含まれている．

「行為計画実行の意思」とは，考えていた行動を実行へと導く決意と方策のことである．

「直接競合する要求と優先行動」とは，計画していた行動を起こす前に意識のなかに入り込んでくるほかの行動のことである．

「ヘルスプロモーション行動」とは，その達成によりポジティブな健康の成果が得られる，ヘルスプロモーション・モデルの最終地点である．

＊

このモデルの焦点は，生活を営む一人ひとりの個人にある．その個人が，保健行動に向けた動機をもち，行動を始め，継続しつつ自らを取り巻く環境の調整を行っていくことである．それゆえ，このモデルでは，行動を起こす当人が積極的な役割を果たすことが前提となっているのである．

文化を考慮したレイニンガーの理論

1 文化的視点

政治，経済，教育，社会，保健医療システムなどの総合的な理解から健康課題を認識し，解決を図る国際看護において，看護者自身が属する社会や文化とは異なる文化を理解

することは非常に重要であり，グローバルな健康課題に取り組む上での対象理解には欠かせない視点であるといえる．

文化を定義することは難しい．たとえば，文化とは「その人間集団の構成員に共通の価値観を反映した，物心両面にわたる活動の様式（の総体）．またそれによって創り出されたもの（新明解国語辞典）」[3]と定義される．人はある特定の文化的環境のなかに生まれ，育ち，生活している．それは，日本という風土の下に，日本の社会のなかでつくり出され，受け継がれてきているものもあれば，その人が生まれた地域固有の文化といったものがあるだろう．

しかし，それがどのような文化であるのかにかかわらず，人がある社会のなかで生まれ生きている限り，その人は必ず何かしらの文化的要素を受け継いで生きている．たとえば，日本人が口にする「死ぬときは畳の上で死にたい」といった言葉なども，人が文化的な影響を受けていることを示すものといえるだろう．

人は，生物学的，心理・精神的，社会的な存在であるばかりでなく，文化的な存在でもあることがわかる．

2 文化ケア理論

文化的な存在である人の立ち居振る舞いを，文化の外側に立って眺めているのでなく，その人がどのような文化のなかで生き，そして病んでいるのか，その人の文化の内側から理解していく視点が看護に重要であると考えたのが，「文化ケア理論」を構築したマデリン M. レイニンガーである．

レイニンガーは，文化に特有な看護の明確化と文化に普遍的な看護ケアの提供を目指し，ケアリング行動，看護ケア，健康や疾病に対する価値観・信念・行動パターンなどの観点からさまざまな文化を比較検討し，分析していくことが，看護の主要な領域の1つであると考えていた．そして，人々が暮らす文化・環境のなかで，そこに暮らす人々と同じ目線ももちながら，ともに文化に調和したケアを考え，理解し，よりよい看護を提供していくガイドとして，文化ケア理論の前提となる13項目（**表1**）を示している．

またレイニンガーは，文化の外側から客観的にとらえる視点を「エティック（etic）な見方」，内側からその人の目線でとらえる見方を「イーミック（emic）な見方」と分類し，どこに暮らしている人であれ，病んでいる状態にある人をエティックな見方でばかりとらえるのではなく，その人独自の文化的背景やそれに伴う病や治療の意味を考えつつ，文化の内側からその人をとらえ，文化固有のケアを提供していくことが重要であると考えたのである．

3 レイニンガーのサンライズ・モデル

レイニンガーが文化に適した看護ケアの提供のために重要だと考えた構成要素を説明するために，その概念間の関係性を示したものが，**図2**に示される「サンライズ・モデル」である．

上部に示される半円形の図では，言語や環境を通じてケアと健康に影響を与える社会的な構造が，概念間の交通とともに，示されていることがわかる．

また下部には，ケアや健康を取り巻くシステムに関する関係性が示されており，イーミックな民間的（土着的）ケアシステムとエティックな専門的ケアシステム双方の視点か

表1　文化ケア理論の前提となる13項目

1. ケアは看護の本質であり，明確で最優位を占める中心的かつ統合的な焦点である．
2. ケア（ケアリング）は，安寧，健康，治癒，成長，生存に欠かせないものであり，また障害や死に直面した場合にも不可欠である．
3. 文化ケアは，看護ケア現象を理解し，説明し，解釈し，予測するためのもっとも幅広い全人的な方法であり，看護ケア実践を導くものである．
4. 看護は，世界中の人々にサービスを提供することを中心的な目的とする文化を超えた人間的・科学的なケアの専門的学問領域であり，専門職である．
5. ケア（ケアリング）はキュアリングと治癒に欠かせないものであり，したがってケアリングなしにはキュアリングはありえない．
6. 文化ケアの概念，意味，表現，パターン，過程，およびケア構成形態には，世界中のすべての文化のあいだで差異（多様性）と類似（共通性もしくは普遍性）がみられる．
7. どの人種の文化も，それぞれ異なる民間的（非専門的・民族的・自然発生的）ケアの知識と実践をもち，また通常専門的なケアの知識と実践をもつ．
8. 文化ケアの価値観，信念，および実践は，個々の文化の世界観，言語，宗教，親族関係（または社会的関係），政治（または法律），教育，経済，技術，民族の歴史，および環境によって影響され，またそれらに深く根ざしている．
9. 有益で，健全で，満足感をもたらす，文化を考慮した看護ケアは，個人，家族，集団，および地域の安寧に貢献する．
10. 文化を考慮した有益な看護ケアは，個人，集団，家族，地域，またはその文化ケアの価値観，表現，パターンを，看護婦がそれらの人々と共に認識し，適切かつ有用な方法を用いる場合にのみ達成できる．
11. 専門的なケア提供者とそのケアを受けるクライエントとのあいだでみられる文化的価値観の差異と類似は，世界中どの文化においても存在する．
12. 自分の信念，価値観，ケアリングの様式が正しく考慮されていない看護ケアを受けるクライエントは，文化的葛藤，ノンコンプライアンス，ストレス，倫理的・道徳的不安などの徴候を示すことがある．
13. 質的パラダイム（研究の枠組み）は，文化を超えたヒューマンケアの認識論的，存在論的次元を認識し，発見する新しい方法をもたらす．

マデリン M.レイニンガー：レイニンガー看護論—文化ケアの多様性と普遍性（稲岡文昭監訳），p.48-50，医学書院，1995より引用

ら，多様な医療システムにおける個人，家族，集団，組織に対して提供すべき看護ケアを考えていく関係性が示されている．

4　「見知らぬ人—友人モデル」と「観察—参加—再認識モデル」

サンライズ・モデルに示される関係性において看護ケアを提供していこうとするとき，看護者がいかなる考え方により情報を集め，どのようなプロセスで思考を進めていくべきなのかについて，レイニンガーは「民族看護学」というスタンスを提唱し，民族学の手法によるアプローチを提示している．

そこでは2つのモデルが示されており，1つは「見知らぬ人—友人モデル」といわれるものである．これは，「どのような文化にある人であれ，友人には真実を話してくれるが，見知らぬ人に語る内容は信頼できない」という考え方であり，看護者が見知らぬ人（エティックな立場に立つ人）から，友人（イーミックな立場に立つ人）として文化のなかに入り込み，情報を得ることの重要性を

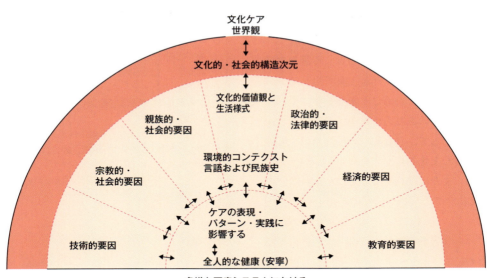
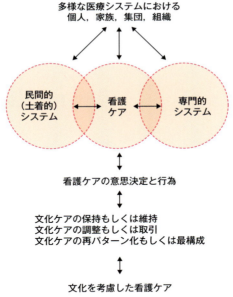

図2 「文化ケアの多様性と普遍性」理論を抽出するレイニンガーの「サンライズ・モデル」
マデリン M. レイニンガー：レイニンガー看護論—文化ケアの多様性と普遍性（稲岡文昭監訳），p.47，医学書院，1995より引用
©M, Leininger 2004

示している．

　もう1つは，「観察—参加—再認識モデル」である．これは，いきなり友人になろうと参加者になるのではなく，まず外から観察によってしっかりとみること，そしてその上で，その文化のなかに入り込み，参与的なかかわりをもちつつ観察し，さらにそこから自らの理解が正しいか否かを土着の人々に確認

するというステップを段階的に踏むことが重要である，とするものである．

サンライズ・モデルをみると，看護ケアは民間的（土着的）システムと専門的システムのあいだに立っていることがわかる．その文化固有のケアのあり方が対象者の抱える状況へのケアとしてふさわしいのであれば，看護はそうした文化的なケアを尊重しつつ，それを保持，または維持していくことが必要となる（文化ケアの保持もしくは維持）．

しかし，場合によっては民間的（土着的）ケアのあり方を理解しつつも，より健康維持のためにふさわしいあり方を提示し，ケアを進めることもある（文化ケアの再パターン化もしくは再構成）．

いずれにせよ，そうした双方のあり方を重視し，考慮した看護を提供していくためにも，文化的な背景や状況に関する具体的で正確な情報の収集が，看護ケアには重要となるのである．

引用文献

1) フローレンス・ナイチンゲール：看護覚え書―看護であること看護でないこと．第7版（湯槇ます，薄井坦子，小玉香津子ほか訳），現代社，2011．
2) ノラ J. ペンダー：ペンダー ヘルスプロモーション看護論（小西恵美子監訳）．p.100，日本看護協会出版会，1997．
3) 山田忠雄，柴田武，酒井憲二ほか：新明解国語辞典．第7版，p.1351，三省堂，2011．
4) マデリン M. レイニンガー：レイニンガー看護論―文化ケアの多様性と普遍性（稲岡文昭監訳）．医学書院，1995．

参考文献

1) Nola J. Pender, Carolyn L. Murdaugh, Mary Ann Parsons：Health Promotion in Nursing Practice. 5th Ed., Prentice Hall, 2005.
2) 勝又正直：はじめての看護理論．第2版，医学書院，2005．
3) 小原真理子：災害看護学・国際看護学―基本知識と現場の情報―．放送大学教育振興会，2014．

Step 2-2 学習の振り返り

- ナイチンゲールの「プライマリー・ヘルス・ケア」の考え方について説明してみよう．
- ペンダーのヘルスプロモーション・モデルについて説明してみよう．
- レイニンガーの文化ケア理論について説明してみよう．

3 国際看護における看護の対象と専門性

Step 2-3 学習目標
- 看護の専門性とは何かを理解する．
- 看護の対象である「個人」，そして「集団・地域の人々」では，それぞれにどのようなアプローチが必要なのかを理解する．
- 国際看護に携わる看護職に求められることを理解する．

看護援助と一般の援助との違い

　国際看護を目指したり実践したりする際には，改めて「看護」とは何かが問われることになるだろう．「看護」や「看護職」についての定義や考え方が，国や地域によって異なることもその一因である．しかしながら，少なくともナイチンゲールを原点とした近代の「看護」には，その歴史的な成り立ちからもみてとれるように，国際的にも通底している一定の普遍性がある．ここではまず，「看護」とは何かについて考えていきたい．

　看護を目指す人にその動機をたずねると，頻繁にかえってくる答えは「誰かのためになりたい」「世の中に貢献したい」「お年寄りのお世話をしたい」「病で苦しんでいる人の力になりたい」というものである．それらの動機はとても大切であり，看護を学んでいき実践していくなかで，その初心を忘れずに取り組んでもらいたいと筆者は心から願っている．

　とはいえ，ここでいう「誰かのためになる」「貢献する」という事項は，実は看護師になら なくてもできることである．看護という立場からでなくても，人のためになることはいくらでもあるし，貢献することもできる．

　それでは，看護独自の「援助」というのはいったい一般の援助と何が違うのだろうか．それは，「社会貢献」というものとも何が異なるのであろうか．

　公益社団法人日本看護協会（以下，日本看護協会）が1973年に定義した「看護」を紹介しよう．

　「看護とは，健康のあらゆるレベルにおいて個人が健康的に正常な日常生活ができるように援助することであり，この場合の健康のあらゆるレベルにおける援助というのは，健康危機，健康破綻，健康回復など健康のどのレベルにおいても，対象となる人がそれまで持ち続けていた生活のリズム（健康な状態）にまで整えるということである．看護とほかのチームメンバーとは対象のかかわり方に区別されるものがある．看護師と対象との関係はある目的を目指し両者が協同していく相互作用の過程である．この過程で目指しているものは，対象の自助力への働きかけである．」[1]

　この定義のみからすると，看護にとどま

らず一般にちまたでいわれる「援助」と，看護における「援助」では以下の2点が異なることがわかる．

1 健康な状態にまで整える

1つは，看護における「援助」は，「健康な状態にまで整える」という目的をもつ点である．あくまでも「健康」に焦点をあてた援助を行い，その目的は健康の回復や保持となる．

また，健康とは単に病気ではないことではなく，もっと広く生活をとらえ，それまでもち続けていた生活のリズムにまで整えることであり，看護においては包括的にその人を援助していこうとする．

世界保健機関（World Health Organization：WHO）の健康の定義は，今日に至るまで世界的にもよく知られているが，そこで述べられている「健康とは，身体的，精神的，社会的，スピリチュアルに完全な良好な状態を目指す」ということと重ねることができよう．

2 対象自身の自助力への働きかけをする

もう1つは，対象と話し合いながら「対象自身の自助力への働きかけをする」という点である．つまり，看護援助や介入の継続を目的とするのではなく，自助力を強めることを目的にすべきとしている点である．

もちろん，個人の努力だけでは，健康を回復・維持・増進できない．健康になれるような社会や環境，資源が整備されない限りは，健康は維持されないばかりか，損なわれることもあるだろう．

しかし，そうした改善がなされたとしても，人々が健康への意識を高め，セルフケアを行い，健康づくりに参加する存在になって，初めて健康は守られるものである．そして，そうした健康づくりへの参加を促すのも看護の役割といえるだろう．

*

これらのことから，一般的な援助のなかでも，健康の回復・維持・増進に特化し，それらの目的を明確化させた上で，対象の主体性を重視しているという要素が，少なくとも日本看護協会の「看護」の定義にみられるといえよう．

もちろん，この定義はわが国における定義であるわけで，国によって，看護の定義は多少なりとも異なっている．しかし，おおむね世界の多くの国に看護職ないしは看護師という職業は存在しており，職務内容や教育背景は異なっているものの，多くは，役割や専門性は共通している．

また，世界的にみても，専門的な訓練を受けている医療関係者のなかで，とくに多数派を占めているのが看護職でもある．地域住民の身近な存在として看護職は存在しており，住民の健康増進や回復に向けたケア実践を行っている．

看護の専門性は何か

しかし，それでもなお，「看護師がやらなくてもこういった事項は一般の人々にもできるのではないか」という疑念は晴れない部分があるだろう．たとえば，対象の状況について詳しく知る民間非営利組織（Non-Profit Organization：NPO）／非政府組織（Non-Governmental Organization：NGO）メンバーが，健康問題を抱えている対象と話し合って援助内容を決め，援助して自立に向けた「エ

ンパワーメント」につなげる，ということはよくある．

それでは，看護の専門性はどこにあるのだろうか．業として，人々の健康への援助を行う看護は，ほかの「病める人や傷ついている人への援助」と何が異なるのだろうか．

ここで，看護の専門性にかかわるいくつかの事項を紹介したい．

1 専門職としての看護師

まず，そもそも専門職である点が重要である．つまり，一定期間の教育や訓練を受けた後に得ることができるスキルや知識，熟練があり，それらに対して公的な証明と資格が与えられているという点である．こうした専門職として看護師をとらえると，看護系大学などで看護基礎教育を受け，看護師国家試験を受験し，合格した者だけが登録され，看護師の免許を受け，看護師として看護実践を行うことが許されているということになる．

社会からみれば，こうした専門職としてのスキルや知識は，公共の福祉への貢献という新たな目的が付与されることになり，自分の幸せや利益のためだけに利用するわけではないため，責任や責務が生じることになる．

倫理的にも規定や基準が定められることになり，社会的に尊敬されるべき位置づけを明確化され，それを維持することになる．

2 看護過程に基づいた看護

おおむね看護は，対象（個人または集団）に関する情報を収集し，それを整理してアセスメントし，そこから看護計画を立案，実践し，結果を評価していくという過程を経る．これらは「看護過程」とよばれる．行きあたりばったりの思いつきのケアをするのではなく，科学的思考により看護実践を行うこととなる．

これにより，その対象に見合った看護の適切な方法を明らかにすることができる．また，看護過程を行うことにより，言語化を通じて一看護師個人の考えではなくメンバー間での共有化が図られることにもなり，看護実践の一貫性が可能になる．

看護過程の詳細は，基礎看護学など，ほかの教科書を参照されたい．

3 エビデンスに基づいた看護

看護は実践の科学ともいわれており，実践から生み出された経験を知として蓄積し，その後の看護に生かしていく姿勢が重要といわれている．その意味では，熟練度が増すほど，適切な看護を行えるようになるともいえるだろう．

しかし，最近では，そうした実践知の共有を医療従事者間で行い，それらをもとにさらに適切な看護実践を行っていく必要性が強くいわれるようになってきている．これは，エビデンスに基づいた看護（evidence-based nursing：EBN）としても知られている．「エビデンス」とは，日本語では「根拠」や「証拠」を示すが，主には研究成果に基づいた看護のことをさす．

エビデンスに基づいた看護の考え方では，これまでの研究成果からのエビデンスに加えて，臨床経験に基づく知識や，利用できる資源，そして患者の意向の4つを考慮しながら進めていく．それらは，質の高い看護実践につながることになり，さらなるエビデンスの蓄積につながる．

看護学は学問体系として整備されてから

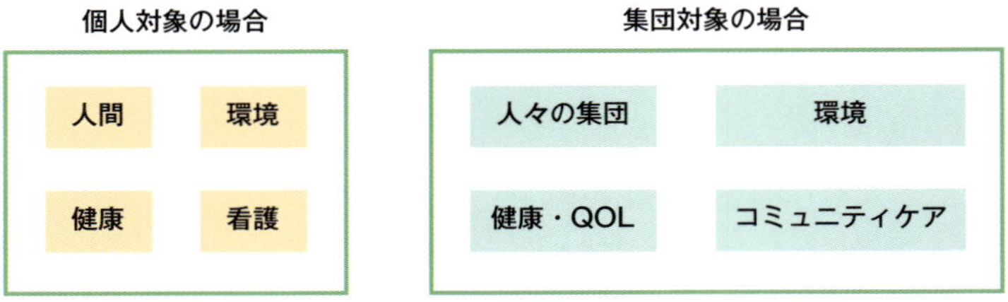

図1　看護の構成概念

個人対象の場合	集団対象の場合
人間　環境 健康　看護	人々の集団　環境 健康・QOL　コミュニティケア

すでに長い年月が経過している．当然のことながら，そのなかで実践された研究成果も膨大であり，それらを看護実践で応用していくことは，効果的な看護のために必要不可欠である．

エビデンスに基づいた看護実践を行えるようになるためには，これまでの国内外の研究成果を探すスキルが必要である．PubMed，CINAHL，医中誌Web[*1]などで査読つき論文を検索していく方法，検索した論文を入手する方法を学ぶ必要がある．同時に，入手した論文をクリティーク（批評，評論）していく力も必要になる．つまり，論文化されているからといって，それらの内容を鵜呑みにするのではなく，それが研究成果としてどのように考えられるのか，どのように位置づけられるのか，看護実践でどのように応用できるのか，などを批判的にみていく力である．これらは，即座に身につくものではないために，日々論文を読む習慣づけをしていくとよいだろう．

また，エビデンスを調べて活用することだけが「エビデンスに基づいた看護」だとはいえない．エビデンスを作り出すところにもなんらかの貢献をすることが真の「エビデンスに基づいた看護」を行うことになる．そのためには，ある疑問に対して系統的に一定の組織立った方法・科学的な方法で答えを探求する「研究」に自らがかかわり，エビデンス創出の一翼を担っていくことも重要である．研究を通して得られた結果は，「エビデンスに基づいた看護」を通して活用され，さらに新しい知見を得たり，あるいは有用性などの点で選別されていったりする．

看護の対象　個人と集団・地域の人々

1　看護の要素

一般的に看護の要素には，「人間」「環境」「健康」「看護」の4つがある．しかし，地域において展開する看護活動においては，これらに対応させて「人々の集団」「環境」「健康・QOL（quality of life：生活の質）」「コミュニティケア」という4つがある（**図1**）．

国際看護を展開する際には，個人を対象として念頭においた看護活動と，地域を対象として念頭においた看護活動の双方からのアプローチが重要になるため，これらの差異に意識的になる必要があるだろう．

[*1] Pubmed，CINAHL，医中誌Web：いずれも医学・看護学等に関する学術データベースである．Pubmed（http://www.ncbi.nlm.nih.gov/pubmed）は主に英語の医学文献，CINAHLは看護学や保健学に関する文献，医中誌Webは日本国内の医学関連文献のデータを提供している．

2 個人を超えた看護の対象

　看護の対象については,「あらゆる年代の個人」「家族」「集団」「地域社会」の4つがあるといわれている．個人を超えて，集団，地域社会，場合によっては家族というものが，看護の対象として意識されなければならないといえよう．

　医療機関などの施設での看護で最も多くなされる，個人を対象とした看護実践においては，看護過程が役立つということは前述したが，それでは地域単位で考える看護ではどのようにしたらよいのだろうか．

　これについても，先に述べた看護過程と同様の考え方をもつ必要が出てくる．看護過程を集団や地域にあてはめると，以下のようになる．

- 集団や地域の人々の健康およびそれらに関連した環境や制度，社会資源などを把握する．
- それらをもとに，集団や地域の人々の健康問題をアセスメントする．
- 個人や家族，地域住民への看護サービスを計画する．あるいは地域や職場などの活動の計画に参画する．
- 計画した看護サービスを実践する．あるいは地域や職場などの活動に参画する．
- 実践した看護サービスを評価する．あるいは地域や職場などで参画した活動を評価する．
- 新たな看護サービスを展開していく．

　これら，集団や地域単位で行う看護過程は，個人をないがしろにしていくというものではなく，むしろ，個人と同時に行うべきものと理解していくべきである．

3 集団や地域に対する看護活動

　集団や地域という表現がここまで出てきているように，こうした活動においては，医療機関などの施設において実践される看護実践とは相当異なる要素が出てくる．その一番の違いは，看護の専門性は最大限重視しつつも，国際協力NPO活動やマーケティング，デザイン業界など，ほかの分野でのノウハウを生かしつつ，活動していく点だろう．

　つまり，看護活動が看護だけでは成り立たない可能性が多々出てくるということになる．そのため，異業種とのコラボレーションなど，分野を超え学際的に連携しつつ，看護はその役割を再認識して実践していくことが重要になる．

　集団や地域単位でのアセスメントの際に必要となる情報を**表1**にまとめる．

　とくに開発途上国では，容易に入手できない情報も多い．そのため，必要な情報を明確化させた上で，それらの情報がどこにあるのかを調べ，つぶさに収集していく必要がある．どうしてもないものについては，住民らに直接ヒアリングして情報収集していくこともあるだろう．とくに，地域特性だけでなく，健康課題の解決のために利用できる社会資源としてはどのようなものがあるのか，それらは住民らに十分に利用されているのかを把握することが大切である．

　また，健康や病気，治療，死などに関しては，対象となる人々の信念や考え方，伝統的風習，歴史的背景など，文化的・民族的特性が大きくかかわっていることが多々ある．それらの地域特性の情報をとらえたうえで，健康問題について分析していくことが，その後，看護活動を実践するために必須である．

表1　集団や地域単位でのアセスメント時に必要な情報

- 歴史
- 人口
- 地理的条件
- 気候
- 自然環境
- 交通
- 通信
- 安全
- 社会・経済状況
- 教育状況
- 宗教
- 民族
- 文化
- 言語
- 政治
- 行政
- 社会資源
- 家族形態
- ジェンダー
- 住民活動
- 人口動態
- 死因
- 疾病
- 栄養
- 精神疾患・障害者
- 生活環境
- 生活様式
- 健康への関心度
- 健康への価値観
- 社会資源の活用

国際看護に携わるために看護師に求められること

国際看護を将来的に目指す者には，以下のことがとくに求められる．

ただし，実はこれらは，「とくに国際看護だから」ということではない．むしろ看護職にとっては培っておくほうが，よりよい看護を容易に実践することができる．そのことも強く意識しておくべきであろう．

1　対象理解のために，人々の多様性を容認することと異文化看護

国により，地域により，人々をめぐる社会情勢や経済状況，文化や宗教は異なる．また，人によっても，ジェンダー（性別）やセクシュアリティ（性的指向・性自認など）が異なっていたり，経済状況や考え方も異なっていたりする．そうした，集団として，あるいは個としての多様さが，それぞれの健康や健康行動を生み出していることを理解する必要性がある．

たとえば，その地域のある風習が，その地域に住む人々の健康に悪影響を及ぼしていることもある．その際「これはダメだ」と決めつけ中止させるのは，アプローチとして好ましくない．その風習をいったんは認めた上で，どう健康への悪影響を最小限にくいとめることができるのかを，住民らとともに考える必要がある．

こうした「異文化看護」ともいえる考え方は，必ずしも「異文化看護」をつぶさに学ばないとできないというわけではない．むしろ，ふだんの考え方，人やものとの向き合い方が試されるところでもある．

とくに，看護師であっても人間である．自分自身が慣れ親しんでいる文化や風習との違いに何か嫌悪感や違和感を感じるようなこともあるだろう．しかし，「私はこのことに嫌悪感をもっている」という自己の感情に意識的になった上で，看護の専門家として人々の多様性を容認していく姿勢をもつことが重要なのである．

これは，日々の看護実践においても，当然起こりうることである．一般に「ダイバーシティー（多様性）」という用語が流通しているように，さまざまな障害がありながら暮ら

す人，セクシュアリティが異なる人，在日外国人，民族の違い，宗教的背景が異なる人など，日本国内においてさえも，多様な人々が住むようになり，「人はそれぞれ異なる」ということを国内の看護実践でも十分に認識しておかなければならない．そのことは看護実践を繰り返すなかで身につまされるように感じることになるだろう．

　それらをすべて好きになる必要はない．あるいはすべてに親しみをもつ必要もない．むしろ，感情的に自分はどう理解しているのかを確かめた上で，それを超えて容認していくという姿勢が重要なのである．この作業は案外1人ではやりにくい．指導者や同僚などスーパーバイザーとともに話し合うと，よりスムーズに作業が進めやすくなる．

　このように，多様性を容認しつつ看護実践を行っていくことは，決して特別なことではなく，むしろふだん実践していることが国際看護でも有用となっていくことがわかるだろう．それは，どこの国で看護を行っていても，基本的な考え方として重要なものとなってくる．

　ちなみに，先に述べた「異文化看護」は，1950年代から米国のマデリンM.レイニンガーによって提唱されたものである．レイニンガーは，「看護を行う場合には，対象の人々のあいだで受け継がれている考え方や信念といった文化を学ばずには遂行できない」と述べている[2]．

　そうした対象地域の人々の文化的特徴や健康・治療に対する考え方と，看護師として自らがもつ専門的知識とを統合させて，看護を立案し，実施することになる．

2　人々のもつ力を重視することと「生きる力」

　これも国際看護に限ったことではないのだが，重要な点なのであえて触れる．それは，看護は基本的には世界保健機関（World Health Organization：WHO）によって1986年にカナダのオタワで開催した国際会議で採択された，ヘルスプロモーションに関する憲章（オタワ憲章：Ottawa Charter）を念頭におく必要があるという点である．

　オタワ憲章では，ヘルスプロモーションについて，**表2**のように規定している．

　ここでは「人々が自らの健康をコントロールし，改善することを増大させようとするプロセスである」「環境を変え，それと対処しなければならない」という記述に着眼したい．

　個々人に健康の回復・維持に向けて自らの意識・行動を変えていく力をつけることが強調されている．実は，この健康への力を付与することこそが，ヘルスプロモーションの中

表2　オタワ憲章（ヘルスプロモーション）

ヘルスプロモーションとは，人々が自らの健康をコントロールし，改善することを増大させようとするプロセスである．十全な，身体的，精神的，社会的によい状態に到達するためには，個々人やグループは向上心を自覚し，実現しなければならない．ニーズを満たさなければならない．環境を変え，それと対処しなければならない．それゆえ健康とは，毎日の生活を送る1つの資源なのであって，生きていることの目的ではない．健康というのは身体的能力であると同時に，社会的ならびに個人的な資源であることを強調する積極的な概念なのである．それゆえ，ヘルスプロモーションというのも，健康だけにかかわるのではなく，健康的なライフスタイルから，よりよい状態へとすすむものなのである．

心的な考え方であり，看護もその力を人々に付与することが，実践の真髄になるといえる．

看護職がなんでも代わりに実施するのではなく，患者の看護ニードを把握し，患者が「ほとんどニードを満たすことができない場合」「部分的にニードを満たすことができる場合」「ほとんどニードを満たすことができる場合」のいずれであるのかを判断した上で，必要とされる看護介入を行うことになる．そして，行動はその人のもつ力の発露ととらえ，現在看護介入により満たしているニードを，できる限り本人自身や家族，地域の人々が満たすことができるように，力づけをしていくことも看護のはたらきであることに，十分に留意する必要があるだろう．

ちなみに，人々のもつ力を概念化したものの1つにSOC（sense of coherence）とよばれるものがある．「首尾一貫感覚」あるいは「ストレス対処能力」「健康保持能力」ともいわれ，ユダヤ人の研究者であるアーロン・アントノフスキーが提唱したものである．

もともとは，第二次世界大戦中，ユダヤ人収容所から生還した人のなかに，健康状態を良好に保つことができた人が一部存在しており，それらの人々の健康は何によって良好に保たれていたのかという研究から始まっている．そして，こうした過酷な経験をしてもなおかつ健康を保つ力をSOCと名づけた．

SOCの高い人では，何か困難に巡り合ったとき，自分の周囲にある多様な資源を動員して問題解決を図る力が高いとされる．「生きる力」といいかえてもいいと思われる概念である．

今日では，SOCに関する研究は世界的に数多くなされており，介入の実践，介入研究も実施されている．わが国でも数多くの研究がなされるようになってきており，とくに看護分野での着眼が目覚ましい．対象のSOCについての評価や，SOCを高めるための看護援助も，人々のもつ力，生きる力，健康保持能力を重視するという意味で，今後さらに注目される概念といえるであろう．

3 主体的に研修を受け続ける継続的学習

国内外において保健医療にかかわる場合には，当然のことながらその地域の住民について十分知る必要がある．対象となる患者の社会環境や文化などをふまえて，看護の立案・実施・評価をしていく必要が出てくる．そのために，自ら主体的に研修を受け，そうした素養を培う姿勢が重要になる．

また，国際看護にかかわる感染症については，きわめて多様である．結核，赤痢，デング熱など世界的な流行を呈するものに限らず，地域的に流行する感染症も存在する．また新興感染症や再興感染症（p.5参照）の状況，治療環境も毎年のように異なってくる．国際的な活動を目指す者は，そうした感染症一般や当該国で問題となる感染症についての最新の情報を事前に獲得するべきであり，そうした研修を探して主体的に受講する必要がある．もちろん，それらについては，インターネットでも情報収集が行えるので，積極的に情報獲得を行うとよい．

この考え方は，日本看護協会の『看護師の倫理綱領』の「看護者は，常に，個人の責任として継続学習による能力の維持・開発に努める」という文言とも一致するところである．

4 コミュニケーション能力の育成

看護一般にもコミュニケーション能力は

重要であるが,国際看護ではとくに重要となる.これは,言語や文化の違いがあるからというだけではない.むしろ,保健医療においてかかわる職種が多くなるために,それらの人々を十分に理解する必要があるのと同時に,連携・協働する場面が多々出てくることにもよる.

さらに,健康づくりは単に与えるものではなく「住民参加」が重要とされ,個人や地域の人々の健康を維持・向上させる上で欠かせない要素であるとされている.「住民参加」とは,与えられたプログラムに住民が参加するということを意味するものではない.プログラムの企画・立案から計画,実施,モニタリング,評価に至るまで,一貫して参加することが「住民参加」の本来の意味である.

住民参加が進むと,住民自身が自らの問題を発見し,それらを解決するためのプログラムを主体的に計画,実施,評価していくことになる.それは,WHOが述べる「エンパワーメント」に通底するものといえよう.つまり,「人々が自分の健康に影響のある意思決定と活動に対し,より大きなコントロールを得る過程」[3]といえる.看護職は,住民主導の活動においても,専門的なアドバイスを提供することができる重要な資源となりうる.

このように,連携や住民参加促進という観点から,コミュニケーションは大変重要になるが,ここでいうコミュニケーションは,意見や意思が通じ合うというものを超えている必要がある.自分の考えを相手に伝える,相手の考えを理解する,それらをもとにどうしたらいいのか歩みよりながら考える,必要な資源を整えるなど,「アサーション(主張)」「ネゴシエーション(話し合い)」「コーディネーション(調整)」[*2]という要素も含まれる.

こうした能力をもちあわせることによって,その地域の人々の健康の維持・増進や疾病の予防,健康の回復において,看護職としての役割を果たせるとともに,他職種との連携を強めながら,ケアを行っていくことができる.

引用文献

1) 日本看護協会:看護制度改善にあたっての基本的考え方.看護25(13):52,1973.
2) マデリン M. レイニンガー:レイニンガー看護論—分化ケアの多様性と普遍性(稲岡文昭監訳).医学書院,1995.
3) WHO. Geneva:Health Promotion Glossary.1998. http://www.who.int/healthpromotion/about/HPR%20Glossary%201998.pdf. より2016年7月25日検索

Step 2-3 学習の振り返り

- 看護の専門性とはどの点にあるのか説明してみよう.
- 看護の対象である「個人」,そして「集団・地域の人々」では,それぞれにどのようなアプローチが必要なのか説明してみよう.
- 国際看護に携わる看護職はどのようにあるべきか,求められることについて説明してみよう.

---

*2 アサーション,ネゴシエーション,コーディネーション:適切に自己主張する「アサーション」,相手と有効な関係性を保ちながら交渉し合意していく「ネゴシエーション」,合意に至れるように周囲の資源を整えていく「コーディネーション」は,広い意味でコミュニケーションスキルといえる.

わが国の看護師に求められる知識・技術と国際基準

Step 2-4 学習目標
- わが国の看護師に求められる知識・技術の基準を理解する.
- 特定行為に関する看護師の研修制度について理解する.
- チーム医療における看護師の役割を理解する.
- 国際基準である看護診断（NANDA-I），看護介入分類（NIC），看護成果分類（NOC）について理解する.

はじめに

　医療の高度化・複雑化，在院日数の短縮化，医療安全に対する意識の高まり，国民のニーズの多様化等のさまざまな要因を背景に，現場で必要とされる看護師の臨床実践能力と看護基礎教育で修得する看護実践能力とのあいだに乖離が生じている．新人看護職員のなかにはリアリティショックにより早期に退職する者もいる．この問題に対し，2009年「保健師助産師看護師法」および「看護師等の人材確保の促進に関する法律」が改正され，新たに業務に従事する看護職員の臨床研修等が2010年より努力義務とされた[1]．

　「保健師助産師看護師法」には「保健師，助産師，看護師及び准看護師は，免許を受けた後も，臨床研修等を受け，その資質の向上に努めなければならないこと」が明記された．

　「看護師等の人材確保の促進に関する法律」においては，「病院等の開設者が，新人看護職員研修の実施や，看護職員が研修を受ける機会の確保のため，必要な配慮を行うよう努めなければならないこと」，「看護職本人の責務として，免許取得後も研修を受けるなど，自ら進んで能力の開発・向上に努めること」が明記された．

新人看護職員研修ガイドライン

　2014年2月に厚生労働省によって発表された「新人看護職員研修ガイドライン（改訂版）」では，新人看護職員研修の理念として，以下の2点が掲げられている[2]．

①看護は人間の生命に深くかかわる職業であり，患者の生命，人格及び人権を尊重することを基本とし，生涯にわたって研鑽されるべきものである．新人看護職員研修は，看護実践の基礎を形成するものとして，重要な意義を有する．

②新人看護職員を支えるためには，周囲のスタッフだけでなく，全職員が新人看護

職員に関心を持ち、皆で育てるという組織文化の醸成が重要である。この新人看護職員研修ガイドラインでは、新人看護職員を支援し、周りの全職員が共に支え合い、成長することを目指す。

また、新人看護職員を支える具体的な研修体制の構築においては、「新人看護職員の研修は医療機関全体で取り組むものであり、共通する研修内容等は、医師や薬剤師等の新人職員と合同で研修を行い、また、専門的な知識・技術を有する職員を新人職員研修に参画させることも必要である。そして、医療機関内の多職種との連携を密にとるとともに、新人看護職員が多職種の業務を理解するための機会を設けることが必要である」としている[2]。

このような理念等からわかることは、チーム医療による患者へのアプローチが現実的である今日においては、研修においても医師や薬剤師、その他の医療従事者と共通理解を深めることが重要であり、実際に協力し合い、質の高いチーム医療実践を目指した研修がより重要である。

また、「看護職員として必要な基本姿勢と態度についての到達目標」ならびに「看護技術についての到達目標」「管理的側面についての到達目標」は、それぞれ**表1～3**（p.102～106参照）に示すとおりである。

さらに、看護技術の到達目標に沿って研修内容を組み立てる際に必要な「看護技術を支える要素」を**表4**（p.107参照）に示す。これらの各内容について、新人看護職員が十分に研修を受けることが重要である。

特定行為に関する看護師の研修制度の開始

団塊の世代が75歳以上となる2025年に向け、今後のさらなる在宅医療等の推進を図っていくためには、個別に熟練した看護師のみでは足りず、医師または歯科医師の判断を待たずに、手順書により、一定の診療の補助を行う看護師を養成し確保していく必要性がある。そのため、医療介護総合確保推進法により、保健師助産師看護師法が改正され、「特定行為に係る看護師の研修制度」が創設され、2015年10月から施行された[3]。

新たな研修制度は、看護師が手順書により行う特定行為を標準化することで、今後の急性期医療から在宅医療を支えていく看護師を計画的に養成することを目的としており、10万人以上の看護師の養成を目指すこととしている。

特定行為は、診療の補助であって、看護師が行う医療行為のうち、手順書により行う場合には、実践的な理解力、思考力および判断力、高度かつ専門的な知識・技能がとくに必要とされるものとして定められた21の特定区分、38の特定行為であり、具体的な行為は**表5**（p.107参照）に示すとおりである[4]。

特定行為研修の理念は、「チーム医療のキーパーソンである看護師が、患者及び国民ならびに医師及び歯科医師そのほか医療関係者から期待される役割を十分に担うため、医療安全に配慮し、在宅を含む医療現場において、高度な臨床実践能力を発揮できるよう、自己研鑽を継続する基盤を構築するものでなければならないものとする」としている[3]。まさに、チーム医療の要である看護師の臨床実践能力向上のための研修といえる。

特定行為研修を受けることにより、今後は手順書に示された病状の範囲内であれば、医師に確認せずとも、タイムリーに行為を実施することができるようになる。看護師には今後ますます、実践能力が求められてきてい

ることが理解できる．加えて，卒後の研修の充実が大切になってきており，卒前と卒後の教育の連携および連続性がより重要となる．

医師卒後臨床研修制度における看護師の役割とチーム医療の重要性

2004年より医師法が改正され，医師には卒後2年間の臨床研修病院における臨床研修が義務づけられている．国が認定した医療機関ごとの研修プログラムに沿って，2年間の研修期間中，研修病院において，実際にどのように医師の研修が行われているかについて，質的評価や検証を行う第3者評価機関が卒後臨床研修評価機構である[5]．

前述したように看護師の卒後における臨床研修においては，医師をはじめとする多職種による協力や研修が望ましいとされているが，本評価においては，看護師は研修医を育てる「指導者」としての位置づけとなっている．医師と看護師の連携による医療の実践は，まさにチーム医療の質を決定する上で大変重要となる．

具体的な評価項目をみてみると，「Pg.5.4.1 診療における医療面接（対患者：コミュニケーションスキル，聴取・記録，指示・指導）が組み込まれている」では，プライマリー・ケアに対する考え方が教育・研修され，患者との面接技法等の研修も行われているか，診療のあらゆる場面の医療面接において，患者の解釈モデルや受診動機，受療行動などが把握されているかどうかが評価の視点として含まれている．

現状については，指導者（看護師等）へのインタビューにより確認することとなっており，研修医はチーム医療の視点から外来における看護の役割についても把握している必要

があるとされている．

また，「Pg.6.1 研修医を評価するシステムが確立され，実施されている」では，評価者には，指導医のほか，指導者（看護部門，その他の職種）が含まれていることが臨床研修病院には求められており，研修医は，医師以外，とくに看護部門からの評価を受けるしくみが求められている．実際に，チーム医療を実践する看護師からの評価が重要視されており，ベッドサイドの患者を最も観察し理解している看護師の視点から，医師として適性かどうかの評価が組み込まれていることは大変重要である．

病院内で看護師は，チーム医療のまさにキーパーソンであり，看護師の能力は患者に対する医療のアウトカムにも影響を及ぼすという認識が，今後はますます重要となると思われる[6]．

国際基準

1 看護診断（NANDA-I）

看護過程の展開について，グローバルな視点からみてみると，旧北米看護診断協会（North American Nursing Diagnosis Association，1982年設立）が提示している看護診断（NANDA International：NANDA-I）がある．

NANDA-Iは，235の診断を採択しており，13の領域（ドメイン）と47の類（クラス）にグループ分けされている．日本看護診断学会と学術協力を行っており，日本語版が作成されている[7]．NANDA-I分類法の領域の例としては，「栄養」「排泄と交換」「活動／休

息」「コーピング／ストレス耐性」などがある．

看護診断の基盤は，臨床推論（clinical reasoning）であり，看護診断とは，個人・家族・集団・地域社会（コミュニティ）の健康状態／生命過程に対する反応およびそのような反応への脆弱性についての臨床判断（clinical judgment）であるとしている．前述した看護師の「特定行為」においては，ますます看護診断能力が求められてくることと思われる．グローバル化された標準に沿った研修が今後はより重要となると思われる．

2 看護介入分類（NIC）

実際の看護実践においては，看護介入分類（Nursing Interventions Classification：NIC）がある．これは看護師が実施する介入の包括的で標準化された分類である．NICはすべての臨床場面（急性期ケアから集中ケア病棟，在宅ケア，ホスピスケア，プライマリー・ケアまで），すべての専門領域（クリティカルケア看護から小児看護や老年看護まで）で使用可能であるとされている．

NICの介入には，生理学的介入と心理社会的介入の両方が含まれており，介入には疾病の治療と疾病の予防，そして健康増進のためのものが含まれている．

現在，554の介入と13,000の行動が存在しており，7つの領域（ドメイン）と30の類（クラス）にグループ分けされている．

7つの領域は，(1)生理学的：基礎，(2)生理学的：複雑，(3)行動的，(4)安全，(5)家族，(6)ヘルスシステム，(7)地域社会である[8]．NICは米国看護師協会（American Nursing Association：ANA）によって認定されている．

3 看護成果分類（NOC）

看護診断分類と看護介入分類に加えて，看護成果分類（Nursing Outcomes Classification：NOC）が1997年に刊行され，現在までに何度か改訂されており，第5版には490の成果が含まれている．

NOCの各成果は，看護介入の成功を判断するための基準としての役割を果たしており，また，ケアの連続性を通して使用するために開発され，患者成果を経過観察するために使用可能であるとされている．また，NOCはNANDA-IおよびNICと補完的であり，成果測定は患者が看護介入に肯定的な反応をしているのかどうかを確認し，ケアに変化が必要かどうかを決定する助けとなるとされている．

さらに，NOCの成果は，ケア場面の望ましい過程（pathway）に向けて特定の時点で生じることが期待される患者の状態・行動・認知を量化できるため，クリニカルパスウェイにおいてきわめて有用であるとされている[9]．NICと同様にNOCも各国において翻訳されており，教育と実践の両方で採用されている．

米国が中心となって，世界保健機関（World Health Organization：WHO）の国際疾病分類（International Classification of Diseases：ICD）の次回改訂時に含めるという議論もある[10]．しかし，いずれにしても，わが国においても，看護診断，看護介入，看護成果それぞれにおいて，用語や定義を中心に，国際的な基準が存在していることを十分に視野に入れ，検討されていくことが今後はより重要となる．

*

わが国においては，まだそれほど深刻ではないが，他国においては，現在グローバル化の流れのなかで看護師の国際規模での海外への移住の問題が生じている[11]．

看護の労働力がグローバル化することは，結果的には，患者に影響することを十分に認識し，今後は国際的な視野に立った教育や研修が望まれる．

表1　看護職員として必要な基本姿勢と態度についての到達目標
看護職員として必要な基本姿勢と態度については，新人の時期のみならず，成長していく過程でも常に臨床実践能力の中核となる部分である．

★：1年以内に到達を目指す項目
到達の目安　Ⅱ：指導の下でできる　Ⅰ：できる

		★	到達の目安	
看護職員としての自覚と責任ある行動	①医療倫理・看護倫理に基づき，人間の生命・尊厳を尊重し患者の人権を擁護する	★		Ⅰ
	②看護行為によって患者の生命を脅かす危険性もあることを認識し行動する	★		Ⅰ
	③職業人としての自覚を持ち，倫理に基づいて行動する	★		Ⅰ
患者の理解と患者・家族との良好な人間関係の確立	①患者のニーズを身体・心理・社会的側面から把握する	★		Ⅰ
	②患者を一個人として尊重し，受容的・共感的態度で接する	★		Ⅰ
	③患者・家族にわかりやすい説明を行い，同意を得る	★		Ⅰ
	④家族の意向を把握し，家族にしか担えない役割を判断し支援する	★	Ⅱ	
	⑤守秘義務を厳守し，プライバシーに配慮する	★		Ⅰ
	⑥看護は患者中心のサービスであることを認識し，患者・家族に接する	★		Ⅰ
組織における役割・心構えの理解と適切な行動	①病院及び看護部の理念を理解し行動する	★		Ⅰ
	②病院及び看護部の組織と機能について理解する	★	Ⅱ	
	③チーム医療の構成員としての役割を理解し協働する	★	Ⅱ	
	④同僚や他の医療従事者と適切なコミュニケーションをとる	★		Ⅰ
生涯にわたる主体的な自己学習の継続	①自己評価及び他者評価を踏まえた自己の学習課題をみつける	★		Ⅰ
	②課題の解決に向けて必要な情報を収集し解決に向けて行動する	★	Ⅱ	
	③学習の成果を自らの看護実践に活用する	★	Ⅱ	

厚生労働省：新人看護職員研修ガイドライン 改訂版．2014 (http://www.mhlw.go.jp/file/06-Seisakujouhou-10800000-Iseikyoku/0000049466_1.pdf)より引用

表2 技術的側面：看護技術についての到達目標

★：1年以内に到達を目指す項目
到達の目安　Ⅳ：知識としてわかる　Ⅲ：演習でできる　Ⅱ：指導の下でできる　Ⅰ：できる

※患者への看護技術の実施においては，高度な又は複雑な看護を必要とする場合は除き，比較的状態の安定した患者の看護を想定している．なお，重症患者等への特定の看護技術の実施を到達目標とすることが必要な施設，部署においては，想定される患者の状況等を適宜調整することとする．

		★	到達の目安			
環境調整技術	①温度，湿度，換気，採光，臭気，騒音，病室整備の療養生活環境調整（例：臥床患者，手術後の患者等の療養生活環境調整）	★				Ⅰ
	②ベッドメーキング　（例：臥床患者のベッドメーキング）	★				Ⅰ
食事援助技術	①食生活支援				Ⅱ	
	②食事介助　（例：臥床患者，嚥下障害のある患者の食事介助）	★				Ⅰ
	③経管栄養法	★				Ⅰ
排泄援助技術	①自然排尿・排便援助（尿器・便器介助，可能な限りおむつを用いない援助を含む）	★				Ⅰ
	②導尿					Ⅰ
	③膀胱内留置カテーテルの挿入と管理					Ⅰ
	④浣腸					Ⅰ
	⑤摘便				Ⅱ	
活動・休息援助技術	①歩行介助・移動の介助・移送	★				Ⅰ
	②体位変換（例：①及び②について，手術後，麻痺等で活動に制限のある患者等への実施）	★				Ⅰ
	③廃用症候群予防・関節可動域訓練				Ⅱ	
	④入眠・睡眠への援助	★			Ⅱ	
	⑤体動，移動に注意が必要な患者への援助（例：不穏，不動，情緒不安定，意識レベル低下，鎮静中，乳幼児，高齢者等への援助）	★			Ⅱ	
清潔・衣生活援助技術（例：①から⑥について，全介助を要する患者，ドレーン挿入，点滴を行っている患者等への実施）	①清拭	★				Ⅰ
	②洗髪					Ⅰ
	③口腔ケア	★				Ⅰ
	④入浴介助					Ⅰ
	⑤部分浴・陰部ケア・おむつ交換	★				Ⅰ
	⑥寝衣交換等の衣生活支援，整容	★				Ⅰ

表2 続き

		★	到達の目安		
呼吸・循環を整える技術	①酸素吸入療法	★			Ⅰ
	②吸引（口腔内，鼻腔内，気管内）	★			Ⅰ
	③ネブライザーの実施	★			Ⅰ
	④体温調整	★			Ⅰ
	⑤体位ドレナージ			Ⅱ	
	⑥人工呼吸器の管理		Ⅳ		
創傷管理技術	①創傷処置			Ⅱ	
	②褥瘡の予防	★			Ⅰ
	③包帯法			Ⅱ	
与薬の技術	①経口薬の与薬，外用薬の与薬，直腸内与薬	★			Ⅰ
	②皮下注射，筋肉内注射，皮内注射				Ⅰ
	③静脈内注射，点滴静脈内注射				Ⅰ
	④中心静脈内注射の準備・介助・管理			Ⅱ	
	⑤輸液ポンプ・シリンジポンプの準備と管理				Ⅰ
	⑥輸血の準備，輸血中と輸血後の観察			Ⅱ	
	⑦抗菌薬，抗ウイルス薬等の用法の理解と副作用の観察	★		Ⅱ	
	⑧インシュリン製剤の種類・用法の理解と副作用の観察			Ⅱ	
	⑨麻薬の種類・用法の理解と主作用・副作用の観察			Ⅱ	
	⑩薬剤等の管理（毒薬・劇薬・麻薬，血液製剤を含む）			Ⅱ	
救命救急処置技術	①意識レベルの把握	★			Ⅰ
	②気道確保	★		Ⅱ	
	③人工呼吸	★		Ⅱ	
	④閉鎖式心臓マッサージ	★		Ⅱ	
	⑤気管挿管の準備と介助	★		Ⅱ	
	⑥外傷性の止血			Ⅱ	
	⑦チームメンバーへの応援要請	★			Ⅰ

表2 続き

		★	到達の目安		
症状・生体機能管理技術	①バイタルサイン（呼吸・脈拍・体温・血圧）の観察と解釈	★			Ⅰ
	②身体計測	★			Ⅰ
	③静脈血採血と検体の取り扱い	★			Ⅰ
	④動脈血採血の準備と検体の取り扱い				Ⅰ
	⑤採尿・尿検査の方法と検体の取り扱い				Ⅰ
	⑥血糖値測定と検体の取り扱い	★			Ⅰ
	⑦心電図モニター・12誘導心電図の装着，管理				Ⅰ
	⑧パルスオキシメーターによる測定	★			Ⅰ
苦痛の緩和・安楽確保の技術	①安楽な体位の保持	★		Ⅱ	
	②罨法等身体安楽促進ケア			Ⅱ	
	③リラクゼーション技法（例：呼吸法・自律訓練法等）			Ⅱ	
	④精神的安寧を保つための看護ケア（例：患者の嗜好や習慣等を取り入れたケアを行う等）			Ⅱ	
感染予防技術	①スタンダードプリコーション（標準予防策）の実施	★			Ⅰ
	②必要な防護用具（手袋，ゴーグル，ガウン等）の選択	★			Ⅰ
	③無菌操作の実施	★			Ⅰ
	④医療廃棄物規定に沿った適切な取り扱い	★			Ⅰ
	⑤針刺し切創，粘膜暴露等による職業感染防止対策と事故後の対応	★			Ⅰ
	⑥洗浄・消毒・滅菌の適切な選択				Ⅰ
安全確保の技術	①誤薬防止の手順に沿った与薬	★			Ⅰ
	②患者誤認防止策の実施	★			Ⅰ
	③転倒転落防止策の実施	★			Ⅰ
	④薬剤・放射線暴露防止策の実施			Ⅱ	
死亡時のケアに関する技術	①死後のケア		Ⅲ		

厚生労働省：新人看護職員研修ガイドライン 改訂版．2014（http://www.mhlw.go.jp/file/06-Seisakujouhou-10800000-Iseikyoku/0000049466_1.pdf）より引用

表3　管理的側面についての到達目標

看護実践における管理的側面については，それぞれの科学的・法的根拠を理解し，チーム医療における自らの役割を認識した上で実施する必要がある．

★：1年以内に到達を目指す項目
到達の目安　Ⅱ：指導の下でできる　Ⅰ：できる

		★	到達の目安		
安全管理	①施設における医療安全管理体制について理解する	★			Ⅰ
	②インシデント（ヒヤリ・ハット）事例や事故事例の報告を速やかに行う	★			Ⅰ
情報管理	①施設内の医療情報に関する規定を理解する	★			Ⅰ
	②患者等に対し，適切な情報提供を行う	★		Ⅱ	
	③プライバシーを保護して医療情報や記録物を取り扱う	★			Ⅰ
	④看護記録の目的を理解し，看護記録を正確に作成する	★		Ⅱ	
業務管理	①業務の基準・手順に沿って実施する	★			Ⅰ
	②複数の患者の看護ケアの優先度を考えて行動する	★		Ⅱ	
	③業務上の報告・連絡・相談を適切に行う	★			Ⅰ
	④決められた業務を時間内に実施できるように調整する			Ⅱ	
薬剤等の管理	①薬剤を適切に請求・受領・保管する（含，毒薬・劇薬・麻薬）			Ⅱ	
	②血液製剤を適切に請求・受領・保管する			Ⅱ	
災害・防災管理	①定期的な防災訓練に参加し，災害発生時（地震・火災・水害・停電等）には決められた初期行動を円滑に実施する	★		Ⅱ	
	②施設内の消火設備の定位置と避難ルートを把握し患者に説明する	★			Ⅰ
物品管理	①規定に沿って適切に医療機器，器具を取り扱う	★		Ⅱ	
	②看護用品・衛生材料の整備・点検を行う	★		Ⅱ	
コスト管理	①患者の負担を考慮し，物品を適切に使用する	★		Ⅱ	
	②費用対効果を考慮して衛生材料の物品を適切に選択する	★		Ⅱ	

厚生労働省：新人看護職員研修ガイドライン 改訂版．2014 (http://www.mhlw.go.jp/file/06-Seisakujouhou-10800000-Iseikyoku/0000049466_1.pdf) より引用

表4　看護技術を支える要素

1 医療安全の確保
　①安全確保対策の適用の判断と実施
　②事故防止に向けた，チーム医療に必要なコミュニケーション
　③適切な感染管理に基づいた感染防止
2 患者及び家族への説明と助言
　①看護ケアに関する患者への十分な説明と患者の意思決定を支援する働きかけ
　②家族への説明や助言
3 的確な看護判断と適切な看護技術の提供
　①科学的根拠（知識）と観察に基づいた看護技術の必要性の判断
　②看護技術の正確な方法の熟知と実施によるリスクの予測
　③患者の特性や状況に応じた看護技術の選択と応用
　④患者にとって安楽な方法での看護技術の実施
　⑤看護計画の立案と実施した看護ケアの正確な記録と評価

厚生労働省：新人看護職員研修ガイドライン 改訂版．2014（http://www.mhlw.go.jp/file/06-Seisakujouhou-10800000-Isei-kyoku/0000049466_1.pdf）より引用

表5　特定行為区分と特定行為

特定行為区分の名称	特定行為
呼吸器（気道確保に係るもの）関連	経口用気管チューブ又は経鼻用気管チューブの位置の調整
呼吸器（人工呼吸療法に係るもの）関連	侵襲的陽圧換気の設定の変更
	非侵襲的陽圧換気の設定の変更
	人工呼吸管理がなされている者に対する鎮静薬の投与量の調整
	人工呼吸器からの離脱
呼吸器（長期呼吸療法に係るもの）関連	気管カニューレの交換
循環器関連	一時的ペースメーカの操作及び管理
	一時的ペースメーカリードの抜去
	経皮的心肺補助装置の操作及び管理
	大動脈内バルーンパンピングからの離脱を行うときの補助の頻度の調整
心嚢ドレーン管理関連	心嚢ドレーンの抜去
胸腔ドレーン管理関連	低圧胸腔内持続吸引器の吸引圧の設定及びその変更
	胸腔ドレーンの抜去
腹腔ドレーン管理関連	腹腔ドレーンの抜去（腹腔内に留置された穿刺針の抜針を含む）

表5 続き

特定行為区分の名称	特定行為
ろう孔管理関連	胃ろうカテーテル若しくは腸ろうカテーテル又は胃ろうボタンの交換
	膀胱ろうカテーテルの交換
栄養に係るカテーテル管理（中心静脈カテーテル管理）関連	中心静脈カテーテルの抜去
栄養に係るカテーテル管理（末梢留置型中心静脈注射用カテーテル管理）関連	末梢留置型中心静脈注射用カテーテルの挿入
創傷管理関連	褥瘡（じょくそう）又は慢性創傷の治療における血流のない壊死組織の除去
	創傷に対する陰圧閉鎖療法
創部ドレーン管理関連	創部ドレーンの抜去
動脈血液ガス分析関連	直接動脈穿刺法（せん）による採血
	橈骨動脈（とう）ラインの確保
透析管理関連	急性血液浄化療法における血液透析器又は血液透析濾過器（ろ）の操作及び管理
栄養及び水分管理に係る薬剤投与関連	持続点滴中の高カロリー輸液の投与量の調整
	脱水症状に対する輸液による補正
感染に係る薬剤投与関連	感染徴候がある者に対する薬剤の臨時の投与
血糖コントロールに係る薬剤投与関連	インスリンの投与量の調整
術後疼痛管理関連	硬膜外カテーテルによる鎮痛剤の投与及び投与量の調整
循環動態に係る薬剤投与関連	持続点滴中のカテコラミンの投与量の調整
	持続点滴中のナトリウム，カリウム又はクロールの投与量の調整
	持続点滴中の降圧剤の投与量の調整
	持続点滴中の糖質輸液又は電解質輸液の投与量の調整
	持続点滴中の利尿剤の投与量の調整
精神及び神経症状に係る薬剤投与関連	抗けいれん剤の臨時の投与
	抗精神病薬の臨時の投与
	抗不安薬の臨時の投与
皮膚損傷に係る薬剤投与関連	抗癌剤その他の薬剤が血管外に漏出したときのステロイド薬の局所注射及び投与量の調整

厚生労働省：特定行為区分とは（http://www.mhlw.go.jp/stf/seisakunitsuite/bunya/0000077098.html）より引用

引用文献

1) 厚生労働省：新人看護職員研修について
http://www.mhlw.go.jp/stf/seisakunitsuite/bunya/0000050213.html より 2016 年 8 月 1 日検索

2) 厚生労働省：新人看護職員研修ガイドライン 改訂版．2014．
http://www.mhlw.go.jp/file/06-Seisakujouhou-10800000-Iseikyoku/0000049466_1.pdf より 2016 年 8 月 1 日検索

3) 厚生労働省：特定行為に係る看護師の研修制度
http://www.mhlw.go.jp/stf/seisakunitsuite/bunya/0000077077.html より 2016 年 8 月 1 日検索

4) 厚生労働省：特定行為区分とは
http://www.mhlw.go.jp/stf/seisakunitsuite/bunya/0000077098.html より 2016 年 8 月 1 日検索

5) 卒後臨床研修評価機構
http://www.jce-pct.jp より 2016 年 8 月 1 日検索

6) 一戸真子：臨床研修病院評価についての検討から ②チーム医療の実践に伴うチーム研修の重要性．師長主任業務実践 19 (410)：112-119，2014．

7) T. ヘザー・ハードマン，上鶴重美原書編：NANDA-I 看護診断──定義と分類 2015-2017 原書第 10 版（日本看護診断学会監訳，上鶴重美訳），医学書院，2015．

8) Gloria M. Bulecheck, Howard K. Butcher, Joanne M. Dochterman et al：看護介入分類（NIC）．原書第 6 版（中木高夫，黒田裕子監訳），南江堂，2015．

9) Sue Moorhead, Marion Johnson, Meridean L. Maas et al：看護成果分類（NOC）成果測定のための指標・測定尺度．原著第 5 版（黒田裕子，聖隷浜松病院看護部監訳），エルゼビア・ジャパン，2015．

10) Lucille A. Joel：Kelly's Dimensions of Professional Nursing 9th Edition. McGraw-Hill, 2003.

11) ミレイユ・キングマ：国を超えて移住する看護師たち（井部俊子監修，山本敦子訳），エルゼビア・ジャパン．2008．

Step 2-4 学習の振り返り

- わが国の看護師に求められている知識・技術の基準としてどのようなものがあるか，説明してみよう．
- 看護診断（NANDA-I），看護介入分類（NIC），看護成果分類（NOC），それぞれの特徴を説明してみよう．

略語一覧②

和文	略語	英文
日本語もしくは日本についての情報が限られた患者	LJP	limited Japanese patient
ミレニアム開発目標	MDGs	Millennium Development Goals
NANDAインターナショナル	NANDA-I	North American Nursing Diagnosis Association-International
非政府組織	NGO	Non-Governmental Organaization
看護介入分類	NIC	Nursing Interventions Classification
看護成果分類	NOC	Nursing Outcomes Classification
民間非営利組織	NPO	Non-Profit Organization
政府開発援助	ODA	Official Development Assistance
経済協力開発機構	OECD	Organisation for Economic Co-operation and Development
プロジェクト・サイクル・マネジメント	PCM	Project Cycle Management
プロジェクト・デザイン・マトリックス	PDM	Project Design Matrix
プライマリー・ヘルス・ケア	PHC	Primary Health Care
官民連携	PPP	Public-Private Partnership
持続可能な開発目標	SDGs	Sustainable Development Goals
アフリカ開発会議	TICAD	Tokyo International Conference on African Development
ユニバーサル・ヘルス・カバレッジ	UHC	Universal Health Coverage
国際連合	UN	United Nations
国連開発計画	UNDP	United Nations Development Programme
国連人口基金	UNFPA	United Nations Population Fund
国連難民高等弁務官事務所	UNHCR	United Nations High Commissioner for Refugees
国連児童基金	UNICEF	United Nations Children's Fund
世界保健機関	WHO	World Health Organization
WHOの国際分類ファミリー	WHO-FIC	World Health Organization Family of International Classifications

国際医療・
看護実践を学ぶ

Step 3

1 国際看護の現状
　①赤十字による国際活動事例
　②国際協力機構（JICA）による
　　国際活動事例

2 国内における国際診療・看護の現場から
　①国際診療の現状と課題
　②国際看護の現状と課題

Step 3-1 国際看護の現状
①赤十字による国際活動事例

Step 3-1-① 学習目標
- 赤十字の組織について理解する．
- 赤十字がどのような国・地域を対象として活動を行っているかを理解する．
- 赤十字が行っている国際活動について理解する．

赤十字とは

赤十字は，1864年，スイス人のアンリー・デュナンの「戦場の負傷者と病人は敵味方の差別なく救護する，そのための国際的な救護団体を平時から各国に設立する」という提案の下に設立された．赤十字の組織は赤十字国際委員会 (International Committee of the Red Cross : ICRC)，国際赤十字・赤新月社連盟 (International Federation of Red Cross and Red Crescent Societies : IFRC)，各国赤十字社・赤新月社（イスラム教国は赤新月を使用）の3つの機関からなる（**図1**）．

ICRCの主な活動は，武力紛争の犠牲者への人道支援活動である．IFRCは，190か国（2015年現在）にある各国の赤十字社・赤新月社の国際的な連合体であり，自然災害や開発協力などの人道活動を実施する．

ICRC，IFRCの本部はジュネーブにある．各国赤十字社・赤新月社は，「命と健康を守る」「苦痛を軽減する」「人間の尊厳を守る」という目的のために，幅広い活動を行っている．

国際赤十字は，互いに協力・補完しながら，世界中の戦争・紛争の犠牲者の保護と救援，災害被災者の救援，医療・保健，社会福祉活動などを行っている．

紛争地域における活動

国連難民高等弁務官事務所 (United Nations High Commissioner for Refugees : UNHCR) は，2015年末までに紛争や迫害，人権侵害などの理由で強制的に移住させられた人は6,530万名に上ると報告している (Global Trends 2015)[2]．2014年と比較すると，その数は580万名も増加しており，主な要因はシリアの内戦である．

紛争は，人命ばかりでなく，生活環境や生活手段などあらゆるものを奪う．さらに武力紛争下におかれている人々は，水，食糧，住居を確保することや医療へのアクセスもむずかしく，生命や健康が脅かされる．

紛争地域における赤十字の活動として，ここでは戦傷外科病院と緊急外科チーム (mobile surgical team : MST) での医療活動の実際と

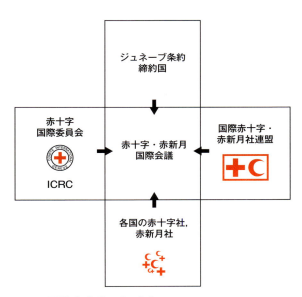

図1　国際赤十字のしくみ
日本赤十字社：国際赤十字の成り立ち（http://www.jrc.or.jp/about/naritachi/）より引用

看護について筆者が行った活動をもとに述べる．

1 戦傷外科病院における医療活動

a 活動場所の確保

紛争地域にある医療施設は，危険な状態のなかでも負傷者を受け入れ，必要な治療を行うことが要求される．しかし，紛争のために医薬品や医療資器材の供給は滞る．負傷者は次々と運ばれてくるため，ベッド数以上の患者を収容しなくてはならず，医師も看護師も厳しい環境下で医療活動を行わなければならない．

ICRCは，現存する医療施設に救援物資や医師・看護師をはじめとする医療要員を送り，負傷者の救護にあたる場合が多いが，独自の戦傷外科病院を開設する場合もある．

ICRCの代表的な戦傷外科病院は，スーダン内戦時にケニアとの国境沿いのロキチョキオに建てられたロピディン病院（1987〜2006年）である（**図2**）．開設当初は40床程度であったが紛争の激化とともに増床し，ピーク時の病床数は700床までになった．

b 病院スタッフ

病院のスタッフは，病院管理者，外科医，麻酔科医，手術室看護師，病棟看護師，理学療法士，検査技師，放射線技師などの医療職者に加え，調理・配膳を担当する食事部門，清掃部門，洗濯部門，メンテナンス部門などで構成され，100名以上が勤務していた．

通常，ICRCの戦傷外科病院の運営・管理は看護師（看護管理者またはプロジェクトマネジャー）に任されることが多い．その理由は，看護師は患者を中心に治療，看護，そして関連する分野すべてを把握し調整できるからである．

c 病院設備

病院内の設備は，手術室（手術台2台）（図

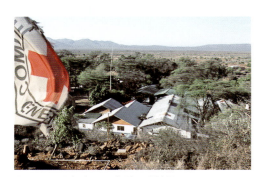

図2　ロピディン病院の外観
Copyright @ March Bleich/ICRC

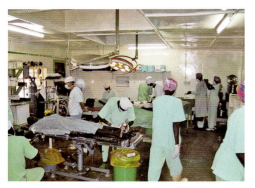

図3　ロピディン病院の手術室の様子
Copyright @ ICRC

3），中央材料室（手術器具や衛生材料の準備と滅菌），回復室，ICU（intensive care unit，集中治療室），9つの外科病棟（うち1病棟は小児外科病棟），内科病棟，理学療法室，X線室，検査室，退院患者専用病棟（スーダン国内への帰還もしくは難民キャンプへの移動までの待機用），シャワー室，調理室，洗濯室などがあり，必要な設備はほとんど整備されていた．

また，夜間に負傷者が運ばれてくることも多く，24時間体制で患者を受け入れ，手術や治療を行えるようチームを編成していた．

d 人材育成

紛争の影響により医療者の教育が停滞することがある．そのため，ICRCの戦傷外科病院では負傷者の治療ばかりでなく，医療・看護を担う人材の育成にも力を入れている．

ロピディン病院では，南部の保健センターやクリニックで保健サービスを担うヘルスワーカーとして働く人々を病院に集め，看護師，理学療法士，放射線技師などに必要な教育・研修を実施した．研修プログラムは教育担当看護師が中心となって構築・実施し，約300名のヘルスワーカーが研修を終え，南部のそれぞれの医療施設で現在も活躍している．

このとき作成された教育モジュールは，ICRCの医療部門で働く現地スタッフの人材育成プログラムに活用されるようになった．

＊

2005年に和平合意が締結され，2006年3月にロピディン病院はケニア当局へ引き継ぐことになった．開設以来19年間で37,000名以上の患者を治療し，60,000件以上の手術を行った．

近年，紛争地域の医療活動は，かつてのロピディン病院のような大規模な戦傷外科病院ではなく，目的や用途に応じたテントを設営するフィールドホスピタルが主流である．

ロピディン病院閉鎖以降，ICRCが運営する戦傷外科病院はなかったが，2008年にパキスタン北西部でパキスタン軍とアフガニスタン対抗勢力の武力衝突が激化したため，犠牲者の治療を目的として，パキスタンのペシャワールにフィールドホスピタルが設営された（図4）．しかし，現在は治安上の理由から病院は閉鎖を余儀なくされている．

2 緊急外科チームにおける医療活動

紛争地域での医療活動にはリスクが伴う．とくに近年の紛争地域の治安の悪化は，医療チームを派遣したり，現地で活動している医

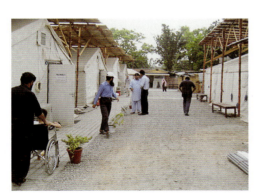

図4　ペシャワールのフィールドホスピタル
Copyright @ ICRC

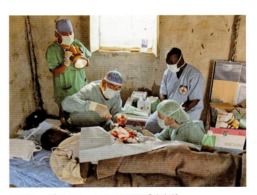

図5　ダルフールでの医療活動
Copyright @ ICRC

療チームの安全を確保することさえもむずかしい状況を生み出している．

　紛争状況が悪化すれば治療を必要とする人は増え，現地の医療ニーズはさらに高くなる．このような状況に対応するため，ICRCでは緊急外科チームを派遣することがある．

　緊急外科チームは，外科医，麻酔科医，手術室看護師，病棟看護師の4名で構成される．外科医，麻酔科医，手術室看護師は手術を実施し，病棟看護師は周手術期看護を担い，術中の間接介助も行う．出動要請があると必要な医療資器材を準備し，現地に赴いて医療活動を行う．

a　ダルフールでの緊急外科チームの活動例

　2007年8月から3か月間，筆者は緊急外科チームの一員としてスーダン西部のダルフールで活動した（**図5**）．当時のスーダンは南北紛争の和平合意がなされたものの，西部ダルフール地域は権力や富の分配から外され，武力を行使し政府に抵抗した．このダルフール紛争では，わずか3年で20万名以上が犠牲となり，200万名以上が避難民となった．

　緊急外科チームの派遣要請があると，ICRCは政府および対抗勢力の双方から「緊急外科チームの活動の保障，活動場所と移動の安全の保障」の合意をとりつけ，それぞれから証明書を発行してもらい派遣体制を整える．

　緊急外科チームは，負傷者数，受傷部位と程度といった必要最低限の情報を頼りに，医療資器材，とくに手術に必要な器具，衛生材料，輸液，薬剤などを準備し，箱に詰める．1箱50kg以内に収まるようにし，8箱程度を現地に持参する．飛行機やヘリコプター，さらに車を乗り継いで指定された場所に向かう．

　ダルフールでの緊急外科チームの活動許可時間は48時間であり，時間内に手術や治療を終えなくてはならなかった．現場に着くと，まず手術や負傷者を収容できる場所を確保する．次に，最優先で手術を必要とする負傷者のトリアージを行う．このトリアージは外科医が行うが，最優先患者のトリアージが終わると外科医，麻酔科医，手術室看護師は手術の準備にとりかかるため，病棟看護師がこれを引き継ぎ，手術の必要な患者とその優先順位を決める．また，限られた時間内での対応のため，簡単な創処置，たとえば掻爬術（デブリードマン）であれば，看護師が行う（ただし，日本国内では特定の場合を除き，看護

師が実施することは認められていない)．

緊急外科チームは，満足な医療施設もないところで活動するため，つねに機転を利かせ応用と工夫が求められる．たとえば，現地には手術台や処置台などはないので，机や廃材，ドラム缶などで代用する．胸腔ドレナージが必要となり，もし，排液バッグの予備がなかった場合は，胸腔ドレナージの構造と原理を考え現地で手に入るもので作成する．清潔な器具類や衛生材料は，手術部位や人数を考慮しながら，持参した数量で対応する．

また，チームメンバーは各自が専門職としての自己の役割と責務を熟知し，実践できなくてはならない．そのためには，豊富な知識と経験が必要である．さらに，危険な状況下での活動となるため，チーム全体で協働する能力，状況判断を含めた危機管理能力も求められる．

3 医療救援活動において看護師に必要な知識

武力紛争地域での医療活動には，「戦傷外科」の知識が必要である．戦傷外科とは，「武器による損傷は受傷した時点から汚染されている傷であること」「設備や医薬品が揃う医療施設での治療は実施できないことをふまえ，どのような状況でも安全かつシンプルに行える外科的治療のこと」をいう．

たとえば，銃弾で負傷した人がいるとしよう．目にみえる傷口は小さくても，内部組織はかなり損傷していることが多い．また，創部は受傷時点から汚染されている．

したがって，その処置は，創部を大きく切開し損傷部を掻爬し，大量の生理食塩水で洗浄する．また，ドレナージと細菌感染予防のために創部は縫合せず開放創とし，大きく吸収性のあるガーゼをあて，厚い包帯を巻き4〜7日間おいておく．その後，感染がないことを確認したら二期的縫合を行う．

手術後に使用する抗菌薬は病理学的根拠に基づき，ベンジルペニシリンカリウム，アンピシリン，クロキサシリン・アンピシリン配合などを使用する．

戦傷外科に必要な看護とは，手術後の早期回復の促進と創感染を含む術後合併症の予防である．バイタルサイン，ガーゼ汚染の状態や臭い，全身状態を観察し，創感染の有無を確認する．創部の感染を認めなければ，創は4〜7日後に縫合される．看護師は創傷の管理に加え，抗菌薬の確実な投与，疼痛管理（効果的な鎮痛薬の投与），栄養管理，早期離床とリハビリテーションの開始など，術後の経過をみながら看護を展開する．

開発と看護

人間開発報告書2015[3)]によると，約8億3千万名が1日2ドル未満で生活し，15億名が多次元貧困のなかにいる．多次元貧困とは，所得が不十分であることだけにとどまらず，健康，住環境，栄養，教育の乏しさや社会的排除，社会への参加の機会が奪われることなど，「貧困」を多面的にとらえる考え方である．

社会で最も恵まれない人々は，社会的な保護を十分享受できる立場になく，自然災害や経済危機，政治的危機などの脅威に対処することがむずかしい．このような脅威にさらされている人は，栄養，衛生，保健医療，教育にアクセスすることが困難であり，彼らの生命や健康は脅かされている．

国際赤十字では，武力紛争地域を除くそれ以外の国や地域において，不平等な状況にある人やリスク状態におかれている人々への支援活動はIFRCがその中心的な役割を担い，ICRC，

各国赤十字社・赤新月社がそれを支えている.

1 人道対応に関する最低基準（スフィア・プロジェクト）

国際救援や開発援助の場でしばしば直面することは,「誰に」「何を」「どのような理由で」「どこまで支援すればよいか」ということである．とくに「どこまで支援すればよいか」については，国際機関が独自の目標を掲げ援助を実施していることが多く，援助団体間で格差が生じていることもあった．

このような状況を改善するために，人道支援を行う非政府組織（Non-Governmental Organization：NGO）と国際赤十字・赤新月社は，1997年，『スフィア・プロジェクト』[4] をつくった．スフィア・プロジェクトの中心となる考え方は2つある．1つは，「災害や紛争の被災者には，尊厳ある生活を営む権利があり，援助を受ける権利があること」，もう1つは，「災害や紛争による苦痛を軽減するために実行可能なあらゆる手段が尽くされること」である．

これら2つのことを実現するために，人道憲章の枠組みをつくり，生命を守るための主要な援助について，最低限の基準を明確にしたものがスフィア・プロジェクトであり，各援助機関はこの基準に基づき何をどこまで支援するのかを決定する．

基準の主な内容は，①給水・衛生・衛生促進，②食糧の確保と栄養，③シェルター・居留地・日用品（ノン・フードアイテム），④保健医療サービス，などである．具体的な内容を**表1**に示す（スフィア・プロジェクトについては，p.64も参照のこと）．

2 看護の人材育成

人々の生命と健康を守るための人道支援において，看護師は重要な役割を果たす．しかし，武力紛争や貧困にあえぐ地域や国の看護師の多くは，十分な基礎教育，専門教育を受けることなく看護師として働かざるをえない状況にある．

a スーダン共和国（現 南スーダン共和国）の事例

南部スーダンの医療施設で働く看護師の多くは，20年以上にわたる民族紛争の影響で初等教育を受ける機会がなかった．彼らにとって読むこと，書くこと，計算することはむずかしく，病院での観察，治療，処置は滞りがちであった．

また，南部で唯一開校していた看護学校は，多数の学生を受け入れているにもかかわらず教員の数は不足し，教科書や参考書，演習に必要な施設設備はなく，看護学生は実習を通して知識・技術を修得するよりほかなかった．しかし，実習の現場には指導者も教員もおらず，学生は病棟の看護スタッフとして扱われ，夜勤さえも1人で行わなくてはならないという状況であった．

バイタルサインの測定も観察もできない，そして技術も見よう見まねで実施せざるをえなかったため，正しい知識と技術を修得することなく看護師になる．その結果，患者の状態が悪化しても，何をしてよいのかがわからず死に至るケースや，不潔な操作による注射で感染を起こし切開・排膿手術が必要となるケースが多数あった．

そのため，ICRCは教育担当看護師を派遣し，現地の医療施設で働く看護師への継続教育を実施することを決定した．看護師への継続教育支援プログラムを構築するにあたり，前述のケニアのロピディン病院で使用した研修プログラムを活用し，知識・技術について

表1　災害援助の最低基準の具体例

給水・衛生	・平均で1人1日最低15Lの水を使用できる. ・どの住居も500m以内に給水所がある. ・給水所で水くみを待つ時間は30分をこえない. ・各家庭に10～20L用の水調達容器が最低2個ある. ・トイレ設備が住居から50m以内にあり,昼夜を問わずいつでも安心かつ安全に使用できる. ・同じトイレを使うのは最大で20人まで.
食糧・栄養	・1人1日あたり,2,100kcalを提供する. ・総エネルギーの10%はタンパク質,総エネルギー量の17%は脂肪で提供される. ・ビタミン,ミネラルなどの微量栄養素が摂取できる. ・急性栄養失調を判定し,対応する.
避難所(シェルター)	・1人あたりの居住空間の床面積は,最低3.5 m^2 とする. ・男女間のプライバシーが確保される. ・可能であれば,生計手段のための場所を提供する.
保健サービス	・1万人あたり1つの基本保健ユニット,5万人あたり1つの保健センター,25万人あたり1つの地区病院または地方病院,1万人あたり10以上の入院患者・産科用ベッド. ・医師が,少なくとも人口5万人あたり1人,看護師と助産師が少なくとも人口1万人あたり各1人. ・臨床医はつねに1日あたりに診察する患者が50人以下であること. ・6か月から15歳までの子どもの少なくとも95%が,麻疹に対する免疫を受けている. ・6～59か月の子どもの少なくとも95%は,適切な量のビタミンAの投与を受けている. ・12か月の子どもの少なくとも90%はDTP*の3回の接種を受けている.

田中康夫,東浦 洋:4章G-②-②人道憲章と災害援助に関する最低基準(スフィア・プロジェクト).看護の統合と実践[3]災害看護学・国際看護学,第3版(浦田喜久子,小原真理子編),p.280,医学書院,2015より引用
＊DTP(ジフテリア・百日咳・破傷風)

基礎から応用へと段階的・継続的に修得できるようコースを作成した.

プログラム開始当初は看護学校の教員,病院職員や看護師の理解と協力を得ることは困難であったが,徐々に病院全体に拡がっていき,4年間継続して実施した(**図6**).その結果,バイタルサインの測定と観察,包帯交換,与薬管理(注射を含む)については改善を認めた.

b　イラクの事例

イラクはイラン・イラク戦争,湾岸戦争,多国籍軍によるイラク攻撃,フセイン政権時代の迫害など,30年以上紛争にさらされた国である.フセイン政権崩壊後は国際的な支援が急速に入ってきたが,保健医療システムが国民に対して有効に機能している状態には至っていない.さらに現在も政治,民族,宗教などによる衝突は続いており,毎日のように自爆テロ,不特定多数を狙った爆破事件が起こっている.

それ以外にも,交通事故が多発している.イラクでは多くの負傷者が病院に運ばれてくるにもかかわらず,救急外来では適切な処置が施されていない.しかし,イラクの情勢を考えると,多数の医師や看護師を派遣し,医療支援を行うことはむずかしい.また,イラクでは,紛争中でも医師や看護師の養成は行われていたので,医療を担う人材は確保されていた.

そこで,ICRCとイラク保健省は現状の改

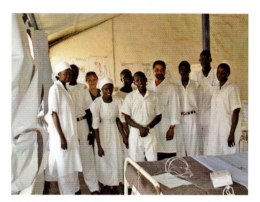

図6 南スーダンの病院で教育プログラムに参加する看護師と看護学生
Copyright @ ICRC

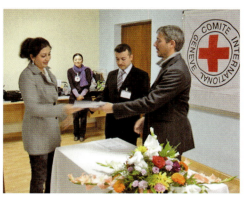

図7 研修修了式の様子
Copyright @ ICRC

善策として，イラク国内で救急医療を担う医師や看護師への教育を行う研修事業を2009～2011年までの2年間実施した．研修は救急医療に必要な知識と技術の修得を目的とし，講義と演習を組み合わせた3週間の研修プログラムをもとに実施された．研修修了者には修了書と単位が授与され（**図7**），将来，大学院や専門コースに進学するときには単位の一部として認定してもらうことができる．

イラクの救急医療の課題は，知識と技術の不足だけでなく，医師と看護師，その他の医療スタッフによるチーム医療そのものが機能していないことであった．そこで，最初の2週間は医師・看護師のそれぞれの分野で必要な知識と技術についての講義・演習を行い（**図8**），3週目は大規模災害や多数の傷病者を受け入れなければならない状況を想定したトリアージについて合同で演習する．最終日には，それぞれの施設の状況を考慮したトリアージ計画案を作成し発表してもらう．

その目的は，「研修に参加した医師や看護師が中心となり，各施設で非常事態が発生した場合への対応ができるようになること」，さらに「周辺の施設へも伝達講習ができるこ

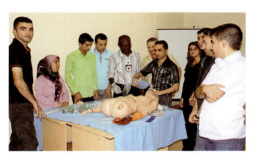

図8 医師と看護師による気道確保の演習
Copyright @ ICRC

と」である．研修後のフォローアップでいくつかの施設を訪問したところ，すでに伝達講習を始めている病院もあり，研修の成果を認めた．また，緊急時に必要な医薬品や物品が不足している施設が多く，イラク保健省に物品の支給を依頼した．

研修終了後，医師，看護師からは，「学生時代にこのような講義や演習の機会がほしかった」「もっと早く知っていたら，救急外来で適切に対応でき患者を救うことができた」という意見が寄せられた．

この研修事業は2年間実施し，約900名の医師・看護師が受講した．現在，彼らは，混乱するイラク国内での救急医療の最前線に立っている．

C 人道支援活動で必要な看護基準・看護手順，教育プログラムの作成

ICRCは，ロピディン病院やスーダンをはじめとする武力紛争地域や開発途上国での救援活動や教育活動の経験と成果をもとに，学識者を加えて看護基準・看護手順を作成した．また，教育についても，これまでの研修内容を整理し標準化した．これらを利用することにより，いかなる状況下でも，人や場所が変わっても，適切な看護ケアと教育支援が実施できるようになった．

今後の課題は，看護を担う人材育成の取り組みが国家レベルでなされるよう，教育制度の整備，専門職としての地位の確保と保障につながるような支援の検討である．

おわりに

赤十字の使命は，「いかなる人も差別せず，人間の苦痛の軽減と生命を救護する」ことである．赤十字の人道支援活動に携わる看護師は，どのような状況であっても支援を必要とする人々に対して真摯に向き合い，困難や不足を理由に看護の質やレベルを落としてはならない．そのため，現場ではつねに応用と工夫が必要である．

赤十字の人道支援活動に参加したい人は，豊富な臨床経験と看護の専門性を探究し，自己研鑽を積むことが求められる．

引用文献

1) 日本赤十字社：国際赤十字の成り立ち
http://www.jrc.or.jp/about/naritachi/ より 2016年6月26日検索
2) UNHCR：Global Trends Forced Displacement in 2015
http://www.unhcr.org/statistics/unhcrstats/576408cd7/unhcr-global-trends-2015.html?query=global%20trends より 2016年6月27日検索
3) Human Development Report 2015
http://hdr.undp.org/sites/default/files/2015_human_development_report_1.pdf より 2016年6月27日検索
4) The Sphere Project：スフィア・プロジェクト 人道憲章と人道対応に関する最低基準 2011年版（特定非営利活動法人 難民支援協会訳）．特定非営利活動法人 難民支援協会，2012.
https://www.refugee.or.jp/sphere/The_Sphere_Project_Handbook_2011_J.pdf より 2016年7月15日検索．
5) 田中康夫，東浦 洋：4章 G-②-②人道憲章と災害援助に関する最低基準（スフィア・プロジェクト）．看護の統合と実践 [3] 災害看護学・国際看護学，第3版（浦田喜久子，小原真理子編），p.280，医学書院，2015.

参考文献

1) 「日赤のてびき」刊行委員会：人道—日赤のてびき—．増補版二訂（北村勇，網島衛，林塩ほか監修），蒼生書房，2003.
2) ICRC：RESOURCE CENTRE Sudan/Kenya：Lopiding hospital in brief
https://www.icrc.org/eng/resources/documents/update/sudan-kenya-lopidingfacts-280606.htm より 2016年6月27日検索

Step 3-1-①　学習の振り返り

- 赤十字を構成する3つの機関について説明してみよう．
- 赤十字は，紛争地域でどのような活動を行っているのか説明してみよう．
- 赤十字は，貧困などにより満足に保健活動を行えない地域でどのような活動を行っているのか説明してみよう．

国際看護の現状 ②国際協力機構(JICA)による国際活動事例

Step 3-1-② 学習目標

- 国際協力機構（JICA）の看護に関する事業について理解する．
- 開発途上国の人々と関係を構築する上で，重要な点を理解する．
- JICAが行った活動が現地で維持されるために必要な点を理解する．

JICA事業とは

1 政府開発援助（ODA）におけるJICA事業の位置づけ

開発途上国の社会・経済の開発を支援するために政府が行う資金や技術の協力を「政府開発援助（Official Development Assistance：ODA）」という．ODAは，その形態から，「二国間援助」「国際機関への出資・拠出（多国間援助）」に分けられ，独立行政法人 国際協力機構（Japan International Cooperation Agency：JICA）はこのうち二国間援助の形態である技術協力，有償資金協力，無償資金協力を担う[1]（**図1**，JICAの概要・取り組みの詳細はStep1-3を参照）．

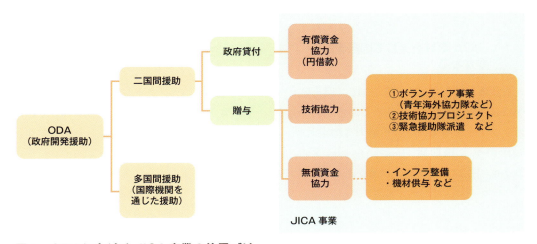

図1　ODAにおけるJICA事業の位置づけ
JICA：JICA PROFILE (http://www.jica.go.jp/publication/pamph/ku57pq00000najg5-att/jica_profile.pdf) をもとに筆者作成

表1　看護職としてJICA事業へかかわる主な方法

スキーム	応募資格など	特徴
ボランティア事業（青年海外協力隊など）	開発援助経験の有無は問わない．対象年齢は，青年海外協力隊は20〜39歳，シニア海外ボランティアは40〜69歳．募集期間中に必要書類を送付し・選考を受ける． ◆JICAボランティア http://www.jica.go.jp/volunteer/	現地の人々とともに生活し，働き，彼らと同じ言葉で話し，相互理解を図りながら，彼らの自助努力を促進するよう活動する．原則として派遣期間は2年間．数か月〜1年の短期派遣制度もある．
技術協力専門家	開発途上国における類似業務経験，高度な語学力など，さまざまな条件を満たすことが求められる．対象年齢は，基本的に派遣時点で65歳未満．国際協力人材登録を行い，該当案件の公募へ応募し，選考を受ける． ◆国際協力キャリア総合情報サイトPARTNER http://partner.jica.go.jp/	相手国政府の実施機関（行政機関，教育機関，病院など，政府系の機関）に配置され，相手国政府の職員などへ技術移転，制度や組織の改善支援を行う．個別専門家として単独で派遣される場合と，プロジェクト実施のためにほかの専門家とともに派遣される場合がある．原則として長期専門家の派遣期間は2年間．数日〜1年の短期派遣制度もある．
国際緊急援助隊（JDR）	対象年齢は，20歳以上65歳未満．5年以上の実務経験．英検2級程度・TOEIC540点相当の英語力を有することが望ましい．緊急援助隊仮登録後，必要な研修を受講し，本登録された者が，災害時の要請に応じ派遣される． ◆JICA（緊急援助隊への参加に関心のある方へ） http://www.jica.go.jp/jdr/faq/join.html	日本政府を代表した医療チームとして，他職種のメンバーとともに被災国に派遣される．被災地で被災者の診療にあたるとともに，疾病の感染予防や蔓延防止に関する活動を行う．派遣期間は，数日〜数週間．

2　JICA事業を通して国際看護にかかわる

看護職として，JICA事業を通して開発途上国における国際看護へかかわる場合，主に①ボランティア事業，②技術協力専門家派遣，③国際緊急援助隊（Japan Disaster Relief Team：JDR）医療チーム派遣がある（**表1**）．

a　ボランティア事業（青年海外協力隊，シニア海外ボランティア）

ボランティア事業においては，現地の言葉を習得し，人々とともに生活し，現地の同僚（カウンターパート[*1]とよばれる）とともに働きながら，彼らの自助努力を促進する草の根レベルでの活動が主となる．

相手国政府の要請に基づき配属先や活動内容は異なるが，看護職として派遣される場合，地方の病院や診療所，地方保健局，看護教育施設などが配属先となり，そこでカウン

[*1]　カウンターパート：JICAの技術協力事業において，技術移転の対象となる相手国の行政官や技術者をさす．

ターパートが割り当てられる．

　基本的に活動資金はなく，地方保健局の行政官や地域保健（コミュニティヘルス）を担う看護師とともに村落部で住民に対し疾病予防や健康増進のための予防接種や啓発活動を実施したり，住民生活に最も身近な簡易診療所[*2]の看護師や助産師とともに働きながら，医療施設内の業務改善に向けた働きかけをしたりする．

　要請内容によっては，青少年活動，村落活動普及，初等教育など，他職種の隊員とともに協力して，グループ活動を展開することもある．

b 技術協力専門家（プロジェクト専門家，個別専門家）

　開発途上国の現場で技術協力にかかわる専門家には，他職種の専門家とともにチームでプロジェクト実施に携わる「プロジェクト専門家」と，プロジェクトには所属せず単独で，政策アドバイザーとして相手国関係機関の相談を受けたり，援助窓口機関に配属され援助事業全般の調整や実施促進に従事したりする「個別専門家」がある．

　「技術協力プロジェクト」は，相手国政府とJICAによる協議や調査を通して，「プロジェクト・サイクル・マネジメント（PCM）」手法をもとに策定された「プロジェクト・デ

---

column　PCMとPDM

　プロジェクト・サイクル・マネジメント（Project Cycle Management：PCM）とは，開発援助プロジェクトの「計画・実施・評価」という一連のサイクルをプロジェクト・デザイン・マトリックス（Project Design Matrix：PDM）とよばれるプロジェクト概要表を用いて管理運営する方法である．PDMには，プロジェクトの目標，活動とそれらを評価するための指標，投入の内容が記載される．

　相手国の実施機関とJICA関係者が共同で，プロジェクトに関する「関係者分析」「問題分析」「目的分析」を行い，プロジェクト内容について協議・検討しPDMを作成し，合意形成を行う．関係者間でプロジェクト展開に関する共通認識をもち，計画・実施・評価を合同で行うための開発援助の手法である．

プロジェクト・デザイン・マトリックス（PDM）

プロジェクトの要約	指標	入手手段	外部条件
上位目標			
プロジェクト目標			
アウトプット			
活動	投入		前提条件

[*2] 英語では「Health Post」や「Health Center」とよばれる．コミュニティ・ヘルス・ワーカーや看護師が常駐し，妊産婦・小児健診やワクチン投与，疾病予防のための住民啓発など，予防サービスを中心に提供する医療施設である．国によっては，簡単な診療と処方，分娩介助等の機能を有する場合もある．

ザイン・マトリックス（PDM）」に沿って活動を展開する（p.123, column 参照）[3]．

通常，長期専門家2〜3名が常駐し，活動内容に応じて必要な短期専門家の派遣を得て，配属先機関においてカウンターパートとともにプロジェクトを実施する．技術協力専門家には，高い専門性と語学力，類似案件における経験などが求められ，現地で必要な活動予算を用いて，支援を行うことができる．技術協力専門家は，当該国における協力効果の持続性を確保するため，カウンターパートの主体性を引き出し，国の制度やしくみを整えるために支援を行う．

C 国際緊急援助隊（JDR）医療チーム

相手国政府の要請に基づき，日本政府を代表した医療チームとして，他職種のメンバーとともに被災国に派遣される．JDR医療チームは，被災者の診療などの活動に関して自発的な意志をもった医師，看護師，薬剤師，物流管理（ロジスティシャン）などにより構成される．

大災害が発生し，医療チームの派遣が決定した際には，JICA国際緊急援助隊事務局が既存の登録者に対して募集を行い，応募者のなかから隊員を選抜し派遣する．

時には劣悪な環境下での活動を余儀なくされることもあり，通常の環境とは異なるなかで，現地の状況に合わせた柔軟な活動を行う必要がある．

現地の人たちの「主体性」「自助努力」を引き出すために

ここからは，筆者がJICAでの活動を通じて得られた経験をもとに，開発途上国への国際協力に携わる際に重要と考えられる点について，筆者の見解を述べる．

1 現地のルール・マナーを尊重し，良好な人間関係を築く

ボランティア，専門家を問わず，開発途上国における活動の成功の鍵は，良好な人間関係の構築にある．

派遣国の文化や習慣に従い，「どのように挨拶をかわすと喜んでもらえるのか」「会議で発言する際のマナー」「相手に失礼にあたる振る舞い」などを，なるべく早い段階で知ることが，現地の人たちの信頼を得た良好な人間関係の構築につながる．現地に赴任したら，気づいたことや面白いと感じたことを，逐一細かくフィールドノーツとして記録しておくと，そこに存在する価値観へ気づく近道となる[4]．

たとえば，西アフリカ地域の多くの国で，挨拶は非常に重要であり，長い時間を費やすほど，気さくで親しみやすい人物としてとらえられる．昨日会って同じことを聞いていたとしても，「おはよう．体調はどう？ 家はどう？ 子どもは元気？ 奥さんは？ お爺ちゃんも元気？ このところ暑いけど，大丈夫？ 仕事の調子はどう？…」と考えられる限りの質問を互いに投げかけ，「いえいえ，おかげさまで問題ありませんよ」といいあい，挨拶を終える．

ボランティアとして村落部で過ごす場合などは，はじめに挨拶し滞在の許可を得るべき人物は誰なのかを事前に十分確認し，失礼のないよう現地にあったやり方で礼儀正しくすることが重要である．多くの場合，村長およびその家族が最重要人物であり，宗教指導者，学校の校長，ヘルスセンターの看護師，青年団や婦人会会長などが，活動のキーパーソンとなる．彼らは，村中の情報を熟知して

おり，人を集めるための知恵をもっているし，何より，住民が楽しいと思えることは何かを教えてくれる．

中央省庁における会議や面談時の発言には，十分な配慮が必要とされる．多くの開発途上国では，基本的に，相手国政府の迎える側が「どうぞお話しください」「お聞きしますよ」といった許可を示す前に，来客者が勝手気ままに話し出すのはタブーとされる．少人数の面談で，一見，自由に協議しているようにみえても，発言することが許可されていない人が協議に割り込むと，非常に厳しい表情で制される場面に出くわすこともある．

現地の人たちの振る舞いを十分観察し，彼らの価値観，ルールやマナーを学び，尊重する姿勢を獲得することが，良好な人間関係を築く第一歩となる．

2 配属先機関とカウンターパートの本来業務を理解し支援する

開発途上国における医療施設，行政機関，研究センターなど，ボランティアや専門家が配属となるほとんどの機関で，業務実績報告書や活動計画を作成している．さらに個々のカウンターパートには，そうした年間計画のどの業務を担うか，役割が割り振られている．なるべく早いうちに，自分が支援しようとしている組織およびカウンターパートが，どのような本来業務を実施すべき立場にあるのかを把握しておくことが重要である．

「村落部における，子どもの下痢予防に関する啓発活動」は，ヘルスセンターの看護師や地方の保健行政局員が行うべき業務として計画されているほか，国家戦略や規定により義務づけられていることが多い．

日本人のボランティアや専門家が直接村落部に赴き，独自の啓発活動を展開するのではなく，簡易診療所の看護師や地方の保健行政局員が本来業務として実施する活動を支援する形でかかわるほうが，彼らの業務実績にもつながるため重宝される．逆に，彼らが本来業務として考えられないような活動や提案は，実施することがむずかしくなるだろう．

取り上げる課題や提案しようとしている活動内容が，カウンターパートの本来業務のどこにあたるのかを確認し，あくまで彼らの業務を支援する立場でかかわる姿勢を保つことが，先方の主体性を引き出す鍵となる．

3 現地の価値観の理解とともに問題の発見―解決策検討の過程を歩む

開発途上国に赴任すると，すぐに多くの問題が目に飛び込んできて，何かアクションを起こしたくなる．たとえば，ヘルスセンターの医薬品棚が全く整理されていない，分娩台を囲むカーテンがない，掃除されていない，など，自分が少し手を出せば解決しそうな問題が多々あったとする．しかし，このような場合，日本人が直接手を出したら，現地の人たちはどう感じるだろうか．

状況が深刻な場合であっても，問題を一方的に指摘することは避け，カウンターパートとともに視察や聞き取り調査を行い，共通の問題意識をもった上で解決策を一緒に検討するのが理想的である．

カウンターパートにとって「押しつけられた解決策」と「自ら発見した解決策」では，その後の活動に対する「やる気」が大きく異なることは，明白であろう．どのようにしたらカウンターパートの主体性，自助努力を促すことができるのかよく考え，自らアクションを起こすのではなく，カウンターパートが問題を発見し，解決策を検討できるよう導き，

支援していくことが重要となる.

a 畑に行くとマラリアに罹る!?

筆者が青年海外協力隊員として西アフリカ地域のニジェール共和国で小学校の学校保健普及活動を支援した際,他職種の協力隊員とともに,村落部の小学生を対象に聞き取り調査を行った.

県の保健局員,教育局員とともに村落部へ出かけ,子どもたちに「マラリアの原因は何だと思いますか?」と尋ねた.マラリアの原因の正しい答えとして期待していたのは「蚊に刺されること」であったが,子どもたちの答えは「ミレット(粟)畑に行くとマラリアになる」「暗いところにいるとマラリアになる」などであった.

確かに,ミレット畑や暗がりには蚊が多く,そこで蚊に刺されることによってマラリアに罹患するため,あながち間違いではなく,「現場の知恵」ともとれた.

しかし,マラリアの予防策を身につけてもらうためには,蚊がマラリアを媒介することを知り,蚊が生息しにくいよう工夫できるようになってもらいたい.そのため,つたない現地語とフランス語ではあったが,仲間の協力隊員とともに調査結果をもとに,カウンターパートである県の保健局員,教育局員らと学校保健の必要性を協議した.

このことは,その後の活動の促進に大きく貢献し,最終的には,マラリアの発生についてイラストを使って説明するワークショップの企画へと発展した.

現地での生活,調査や視察からわかってくることは,彼らの言動はわれわれの常識では理解できない,文化や価値観,伝統的な考え方に基づいていることが多い.何が原因で病気を患い症状が現れるのか,個人の育った文

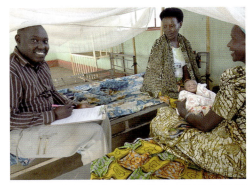

図2 村落部病院の産科病棟で聞き取り調査を行うブルンジ保健省職員

化的価値観に基づき説明されることがある[5].健康教育や住民啓発を行う際,こうした現地の人の価値観を理解することで,具体的なアプローチを検討することにもつながる[6].

b 村落部の妊婦たちが初期産前健診,産後健診を受けない理由は?

ブルンジ共和国では,既存の統計データによると,初期産前健診の受診率(11.2%)と産後健診の受診率(29.8%)が極端に低かった.現地視察前に,カウンターパートとともに調査表を作成し,その理由を探ることとした(**図2**).

その結果,初期産前健診の受診率が低い理由として,「お腹が大きくなって,誰がみても妊娠しているという状態にならないと,仕事を怠けるために保健センターへ行くと思われるから」「妊娠していると思って保健センターへ行って,間違いだったら恥ずかしいから」「妊娠していても,よく働く女性は村で重宝されるから」という回答であった.

産後健診に関しては,現場で使用されているカルテや台帳といった記録ツールに,産後健診の結果を記載する箇所がなく,現場の看護師による産後ケアの必要性に関する認識が

低いことが問題であることがわかった．

これら調査結果をもとに，看護師現任研修の内容が検討された．

活動の持続性確保のためにできること

1 現地に存在する資源の活用と住民の巻き込み

開発途上国においては，当然ながら，人材，物資，財源のすべてが不足している．日本人ボランティアや専門家が帰国したあとも，カウンターパートたちで活動を実施できるようにするためには，現地に存在する限られた資源を最大限に活用する必要がある．

たとえば，調査実施時，現地の医学部新卒者を調査員として，一斉に80か所以上の医療施設のデータ収集を実施する，看護師の能力強化研修で，創部縫合手技を指導する際，現地のマーケットで安く購入できるベッドマットレスを人間の皮膚に見立てて手技練習を行うなどがあげられる．

また，コミュニティでの活動が主体となる場合，住民参加を前提とした活動展開が必須である[7]．草の根レベルのボランティアで，村落部における啓発活動などを支援する際は，現地の祭りや集会など，以前から行われてきた行事に啓発内容を組み入れると，村人を容易に巻き込める上，活動の持続性確保にもつながる．

2 活動の根拠・効果を可視化する

開発途上国における活動でも，活動の根拠と効果の可視化が必要である．活動を始める

---

column ニジェール共和国での住民参加型学校保健

2004年，筆者が青年海外協力隊員として，他職種隊員らとともに，ニジェール共和国の村落部の小学校で，学校保健普及活動を実施していたときのことである．住民を巻き込んだ保健衛生教育のイベント開催を学校長と企画した際，学校長の提案で年に1度行われてきた小学校の運動会とあわせて，啓発イベントを開催することとなった．準備のために，村の住民総出で啓発コンクールのための歌やダンスを準備し，徒競走やサッカーを盛り上げるため，練習が行われた．結果，100名近い住民が，子供たちが歌うマラリア予防の歌を聞き，下痢予防のための寸劇をみて，楽しみながら保健衛生に関する知識を得ることができた．

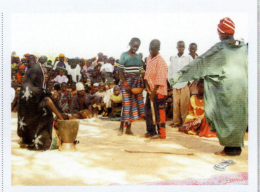

下痢予防をテーマとした寸劇が行われる様子

前に,「なぜその活動を行わなくてはならないのか」を説明するために必要な情報を集め,整理することで,関係者の動機づけを促進することができるだろう.

開発途上国で支援が必要とされる内容の多くは,世界保健機関(WHO),国連児童基金(UNICEF),国連人口基金(UNFPA)などによりさまざまなガイドライン*3が策定されており,こうした資料も活動根拠として活用可能である.

たとえば,開発途上国における妊産婦死亡原因は,1位が流産,2位が出血,3位が妊娠高血圧症/子癇,4位が感染症/敗血症である[8].しかし,「妊産婦による異常認識の遅れ」「病院への移動の遅れ」「病院内での対応の遅れ」といった間接的理由が原因で予防可能であるケースが多く,WHOは「妊産婦死亡レビュー導入[9]」を行うことで,対応策の根拠を把握することを勧めている.

活動前後の比較やアクションリサーチ*4などの調査をカウンターパートとともに実施できると,活動の効果を関係者間で認識でき,「これから続けていこう」と思えるだろう.

さらに活動をスケールアップする際,中央保健省の幹部やほかの開発パートナーなど,対外的な説明も行いやすくなる.質問紙などによる調査の実施がむずかしい場合は,活動前後の写真による比較を行うだけでも,活動効果の可視化につながる.

3 ほかの援助機関と協調する

国際協力の現場では,現地カウンターパートのほかに,多くの開発援助機関関係者と接

---

column ブルンジ共和国における「母子手帳」導入

2014年,筆者が個別専門家として,ブルンジ共和国で「母子手帳」導入を支援した際,母親による子どもの「出生証明書所持率」「出生時体重記録の所持率」「看護師による産婦へのコミュニケーション状況」を「母子手帳」導入前後で調査し,統計的にも有意な改善がみられた.

調査結果は,国際学会で発表したほか,中央保健省幹部や開発パートナー関係者に報告し,国としての「母子手帳」導入を決めるきっかけとなった.

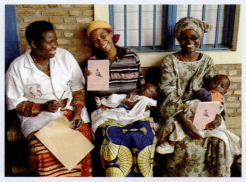

小児ワクチン接種後に母子手帳に記録を得た母親の様子

---

*3 WHOが関与する課題別プログラムの内容やガイドラインは,http://www.who.int/entity/en/ より参照できる.
*4 アクションリサーチ:実践的問題解決を目的とする研究手法.

表2　主な開発援助機関

		欧文略語	欧文正式名称
国連機関	国連開発計画	UNDP	United Nations Development Programme
	世界保健機関	WHO	World Health Organization
	国連児童基金	UNICEF	United Nations Children's Fund
	国連人口基金	UNFPA	United Nations Population Fund
	国連合同エイズ計画	UNAIDS	Joint United Nations Programme on HIV/AIDS
	世界銀行	WB	World Bank
二国間援助機関	米国国際開発庁	USAID	United States Agency for International Development
	イギリス国際開発省	DFID	Department for International Development
	ドイツ国際協力公社	GIZ	Deutsche Gesellschaft für Internationale Zusammenarbeit
	カナダ国際開発庁	CIDA	Canadian International Development Agency
NGO	国際赤十字・赤新月社連盟	IFRC	International Federation of Red Cross and Red Crescent Societies
	国境なき医師団	MSF	Médecins Sans Frontières

する機会がある．国際連合（国連）機関，二国間援助機関，非政府組織（Non-Governmental Organization：NGO）の主な開発援助機関を**表2**に示す．

　ボランティア活動ではむずかしいかもしれないが，専門家派遣の場合は必ず，援助内容が重複しないよう配慮したり，援助機関同士が協力することで互いの活動の相乗効果を狙ったりするため，日頃からほかの援助機関の関係者と関係を構築しておかなければならない．小さな活動であっても，その効果が認められれば，ほかの援助機関がスケールアップに協力してくれるケースもあり，活動の持続性確保につながっていく．

まとめ

　国際看護においても，「看護」の基本は変わらない．筆者は，約7年間，アフリカにおける国際看護に携わってきたが，その仕事の多くは「聴くこと」であった．「村落部の子どもたちやその母親が困っていることは何か？」「簡易診療所の看護師はどうやって仕事をしているのか？」「ヘルスセンターに駆け込む妊婦や子どもの状態はどうか？」「カウンターパートが国のためにやりたいと思っていることは何なのか？」などである．

　自分が初めて滞在する国に住む人々を理解するためには，現場に身をおき，絶えず問い

つづけ，「聴くこと」が必要とされた．

　異国で活動すると，看護の対象となる人のことを自分は何も知らない，ということを思い知らされる．現場のことを知っているのは，そこで働く看護師であり，患者であり，住民である．相手の価値観を知り，尊重して，初めて何かが動く手ごたえを得る．

　どんな国でも，看護師は，世界の健康を支える重要な役割を担い，命の番人として働いている．開発途上国のように必ずしも十分な教育がなされていない場所でも，現場の看護師たちは，経験から得られる知恵を駆使して，専門職として学ぶ努力を積み重ね，看護を実践している．

　そこでよりよい看護を考えるとき，彼らがすでにもっている「チカラ」を最大限に引き出し支えていくことが必要だ．自分は「援助」を提供する立場であるが，同時にとても多くのことを教えられる．これは，まさに看護師として，臨床でケアに携わるときと同じ現象であった．

引用文献

1) 国際協力機構（JICA）：ODAとJICA
http://www.jica.go.jp/aboutoda/jica/index.html より 2016 年 7 月 15 日検索
2) JICA：JICA PROFILE
http://www.jica.go.jp/publication/pamph/ku57pq00000najg5-att/jica_profile.pdf より 2016 年 7 月 15 日検索
3) 国際開発高等教育機構（FASID）：PCM 開発援助のためのプロジェクト・サイクル・マネジメント参加型計画編．第 7 版，2007.
4) 佐藤郁哉：フィールドワークの技法―問を育てる，仮説をきたえる．新曜社，2002.
5) 波平恵美子編著：病むことの文化―医療人類学のフロンティア．海鳴社，1990.
6) マデリン M. レイニンガー：レイニンガー看護論 文化ケアの多様性と普遍性（稲岡文昭監訳）．医学書院，1995.
7) ロバート・チェンバース：参加型開発と国際協力―変わるのはわたしたち（野田直人，白鳥清志監訳）．明石書店，2000.
8) Kassebaum NJ, Bertozzi-Villa A, Coggeshall MS et al：Global, regional, and national levels and causes of maternal mortality during 1990-2013：a systematic analysis for the Global Burden of Disease Study 2013. Lancet 384：980-1004, 2014.
9) World Health Organization and partner organizations：Maternal death surveillance and response：technical guidance. Information for action to prevent maternal death
http://www.who.int/maternal_child_adolescent/documents/maternal_death_surveillance/en/ より 2016 年 7 月 15 日検索

Step 3-1-②　学習の振り返り

- 看護職として JICA 事業にかかわる主なスキームについて説明してみよう．
- 開発途上国の人々と関係を構築する上で，重要な点について説明してみよう．
- JICA が行った活動が現地で維持されるために必要な点について説明してみよう．

column お役立ちWEBサイト

1 日本語で開発途上国の情報を入手する

日本国内でも，開発途上国の情報を収集することは可能である．日本語で対象国の情報を収集する場合，JICAのホームページから各国の取り組みをみてみよう．

対象国のページを開くと，外務省が取りまとめた「国別データ・ブック」へリンクが貼られており，1日1.25ドル未満で生活する人の割合や就学率，妊産婦死亡率，5歳未満児死亡率などの基礎情報を入手することができる．

また，JICAのプロジェクト情報データベース「ナレッジサイト」へアクセスすると，これまでに実施されたプロジェクトの情報とともに対象国の現場の様子を知ることも可能である．

日本ユニセフ協会のホームページからは，「世界子供白書」を入手し，世界各国の子どもの現状や関連統計データを知ることができる．

国連開発計画（UNDP）駐日代表事務所のホームページでは，開発援助のトピックスや毎年刊行される「人間開発報告書」から各国の「人間開発指数[*5]」を知ることができる．

2 英語で開発途上国の情報を入手する

英語で対象国の情報を収集する場合は，まずWHOのホームページから"Country Profile"を入手する．WHOによる"Country Profile"には，基本保健指標のほか，5歳未満児の死亡原因や成人の死亡関連要因などの重要情報がA3用紙3枚に簡潔にまとめられている．

さらにもう一歩詳細に，対象国の統計データを収集する場合に便利なのが，国連児童基金（UNICEF）が公開しているデータベースである．ここには，基本保健指標，栄養，衛生行動，ヒト免疫不全ウイルス／後天性免疫不全症候群（Human Immunodeficiency Virus/Acquired Immunodeficiency Syndrome：HIV/AIDS），教育，子どもの権利，人口，経済，女性，青少年などの14分野120以上の指標について，140か国の統計データをみることができる．データベースのガイドに従い，個人の関心にあわせ指標や国を選択してカスタマイズし，必要データをExcelファイルで抽出し，表やグラフなどに加工することができる．

お役立ちWEBサイト一覧

JICA国別取り組み	http://www.jica.go.jp/regions/index.html
JICAナレッジサイト	http://gwweb.jica.go.jp/KM/KM_Frame.nsf/NaviIndex?OpenNavigator
外務省国別データ・ブック	http://www.mofa.go.jp/mofaj/gaiko/oda/region/index.html
日本ユニセフ協会	http://www.unicef.or.jp/
国連開発計画(UNDP)駐日代表事務所	http://www.jp.undp.org
WHO Country Profile	http://www.who.int/countries/en/
UNICEF Statistic	http://www.unicef.org/statistics/index_step1.php

[*5] 人間開発指数（human development index：HDI）：経済的側面のみならず，人間開発の多様な側面（とくに保健衛生と教育）に注目し，各国の開発水準を測定することを目的につくられた指標．

Step 3-2 ① 国内における国際診療・看護の現場から ①国際診療の現状と課題

Step 3-2-①　学習目標
- わが国の国際診療の現状について理解する．
- 外国人患者と接する際に気をつけなければならないことを理解する．
- 国際診療の場で看護師が果たすべき役割について理解する．

訪日外国人

　西日本最大の玄関口である関西国際空港は，2007年から格安航空会社（LCC）の就航を促進し始めたこともあり，中国などアジアを中心に，近年多くの外国人観光客を受け入れるようになった．2015年度には航空機の発着回数が過去最高の16万9千回となり（**図1**），外国人旅客数も過去最高の1,100万人と開港以来初めて1,000万人を上回り，日本人旅客数を初めて上回った[1]．

　観光立国を目指す日本として訪日外国人の増加は望ましいことだが，それに伴い来日中にけがをしたり病気になる人も増えている．

　とりわけ関西国際空港は24時間発着可能な人工島にあるため，日本に寄る予定がなくても，航空機内での急性発症の場合は昼夜を問わず緊急着陸する．あるいは長時間のフライトの後，飛行機から降りて空港内で倒れたり，ホテルに着いてから発症するケースも少

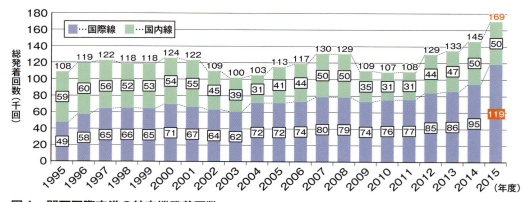

図1　関西国際空港の航空機発着回数
新関西国際空港株式会社：ニュースリリース（2016年4月22日）関西国際空港・大阪国際空港2015年（平成27年度）運営概況（速報値）（http://www.nkiac.co.jp/img_data/file_1479_1461312311.pdf）より引用

なくない．

　また，海外で感染して入国時に発熱している，下痢や嘔吐などの症状が著しい場合は必ず検疫に申告する必要があり，旅行者が感染源となりうる場合は隔離が必要となる．

　特殊なケースでは，入国審査や税関で止められ，空港警察の対処を受けた時点で頭痛や腹痛を訴え，警察官に付き添われて来院する外国人もいる．

　筆者が勤務する施設（地方独立行政法人りんくう総合医療センター）は関西国際空港の対岸に位置しており，これらすべての外国人患者を受け入れている．

　本項では，実際の現場で外国人患者にどのように対応しているのかを解説する．

地方独立行政法人りんくう総合医療センター

　地方独立行政法人りんくう総合医療センター（以下，当院）は関西国際空港から電車で1駅目に位置し，駅から病院へは陸橋が続いている．その途中には大型ホテルが2軒と，隣には大阪府立大学の獣医臨床センターがあるため，昼夜を問わず，外国人観光客，航空会社の外国人操縦士や乗務員，外国人留学生などが当院を訪れる．

　また当院は388床の大阪南部の基幹病院であり，多発外傷や重篤な疾患などの三次救急を受け入れる泉州救命救急センター，重症急性呼吸器症候群（severe acute respiratory syndrome：SARS）やエボラ出血熱でも入院可能な感染症センター，周産期医療で一次から三次救急までみている泉州広域母子医療センターを併設していることから，市内外から在留外国人患者も多く来院する．

　病院に通訳が配置されていなかったころは，ホテルの従業員や空港関係の職員が患者に付き添って来て通訳したり，日本語を話す患者の家族や友達が同伴したり，もしくは医療現場のスタッフが片言の英語や身振り手振りで対応していたが，内容が専門的になると言語に堪能な通訳者でも訳せなくなるため，現場は困っていた．単に言葉を話せるだけではなく，研修を受けた医療通訳者が介入すれば，診療の質が改善することは海外でも報告されている[2)3)]．

　そこで当院では，2006年に国際外来を開設し，現場研修を希望する医療通訳志願者を導入して，解決に乗り出した．

医療通訳サービス

1　当院の医療通訳サービス

　国際外来は開設当初，帰国子女で担当医の筆者と医療現場での研修を望んでいた英語の通訳者たち7名で，火曜日の午後に完全予約制で始まった．しかし，外国人患者は毎回突然訪れ専門外来の受診を希望したため，結局は日本人患者同様に最初から各科を受診し，そこに医療通訳を同行させるというシステムに変わっていった．

　初年度の通訳件数は88件で，そのうち66件は常勤の筆者が通訳したが，2年目からはボランティアとしてスペイン語話者の日本人看護師と中国人元医師が参加するようになり，通訳件数は一気に増えていった．各言語を話す医療者が揃ったので，その後は言語ごとに通訳者を募集し，専門用語や医療の知識を提供しながら医療通訳の質を高めていった．現在では英語，中国語，スペイン語，ポルトガ

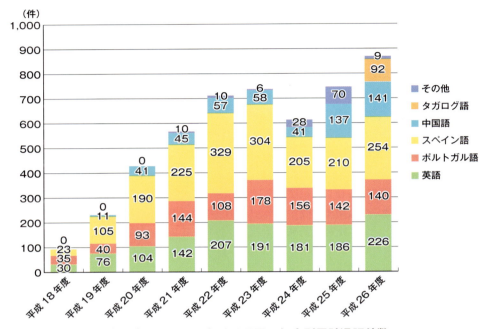

図2　りんくう総合医療センターにおける言語・年度別累計通訳件数

ル語，タガログ語で総数60名以上の通訳者がシフト制で活動しており，通訳件数は増加している（**図2**）.

当センターでは随時ホームページ上で医療通訳者を目指す人材を募集しており，当該言語において日常会話レベル以上であることを面接と筆記試験で確認してから採用している．通訳者は最初に守秘義務などの医療通訳倫理のオリエンテーションを受け，見習いである認定外国人サポーターとして医療通訳者とペアで活動しながら経験を積み，後に医学的な内容も通訳可能となれば医療通訳者として活動を開始する形態をとっている．

観光や司法のベテラン通訳者でも，医療分野では単語や言い回しが異なるため新たな勉強が必要となる．当院では，前述した5言語を話す医療従事者が働いており，必要があれば通訳者をバックアップする体制が整っているため，通訳者も安心して活動できる．また実践以外でも，当院では多言語による医療通訳養成講座を定期的に開催しており，病気のこと以外にも医療保障制度や検査，薬など通訳に必要な座学を提供し，質の高い通訳育成を目指している．

通訳者の院内常駐日は言語によって決まっており，日本語が話せない外国人患者には受付から診察，検査，結果説明，会計，薬剤部とすべてに付き添う．依頼があれば病棟や手術室にも出向き，医療従事者と患者が良好なコミュニケーションを図れるよう協力している．

外国人患者との相互理解の手助けとなるよう，厚生労働省のホームページには無料でダウンロードできる外国人向け多言語説明資料が掲載されている（厚生労働省：外国人向け多言語説明資料 一覧 http://www.mhlw.

go.jp/stf/seisakunitsuite/bunya/0000056789.html)．各医療機関で翻訳する場合に参考となり，そのまま使用することも可能である．

これらに医学的な間違いや不備がないかの最終チェックを当院の通訳団体「りんくう国際医療通訳翻訳協会（IMEDIATA）」が行ったが，医療現場で使用する単語や言い回しについては複数の訂正箇所が認められた．日本では翻訳者に公認資格を与えていないため，質の保証は担保されていない．

2　医療通訳の質の見える化

以前，大手の翻訳会社が訳した大量の医療書類をみたことがあるが，翻訳者によって仕上がりにかなりのばらつきがあった．医療用語はとくに難解であり，たとえば単語自体が当該言語では存在しないこともある．この場合は直訳ができないため，単語の説明から始めなければならない．

ほかにも「心不全の状態が半年続いている」という文章を「心停止の状態が半年続いている」と訳されていたものもあった．心臓が止まっている状態が半年も続くわけがない．マイナーな言語では確認のしようがないため，翻訳を信用するしかない．医療通訳も翻訳も認定制度がないため，今後は質の見える化が求められる．

国際医療コーディネーター

病院で通訳者が活躍するには，コーディネーターの存在が重要となってくる．コーディネーターは外国人患者と通訳者のマッチングを行い，婦人科ではなるべく女性通訳者を，泌尿器科を受診する男性患者には男性通訳者を，というように，できるだけ患者の意向に沿うよう調整する．

コーディネーターは，電話による再診予約の変更，海外旅行保険で必要な英語の診断書の手配や海外の保険会社とのやり取り，さらには通訳者が動きやすいように医療者との時間調整なども行う．

通訳者は患者に付き添い院内を動き回るが，病院ごとにルールが異なったり，医療従事者からは通訳以上の役割を求められたりするので，院内に相談役がいないと長続きしない．日本語の説明書を複数渡され「説明しておいて」と頼まれたり，「同意書を翻訳して患者のサインをもらっておいて」といわれたり，いずれも医療者が話す言葉を直接訳す以外の業務であり，本来なら通訳者が行うものではない．

医療者ではない通訳者が理解したことを患者に自分の言葉で説明するには無理があり，危険でもある．また，翻訳と通訳は異なる技術であり翻訳は書面で残るため，間違っていないか数人による見直しが必要となる．忙しい医療現場では第3者の協力を求めたいところだが，そもそも患者説明は医療従事者に責任があり通訳者では患者からの質問にも答えられないため，依頼しないよう心掛けてほしい．

コーディネーターは医療通訳者に予習できるよう，事前に通訳症例に関する情報を伝える．その日に通訳する疾患が事前にわかれば，使用する単語や言い回しなどが予習でき，本番で役立つ．実際に医療通訳者は院内のあらゆる場所に出向き，どのような内容でも通訳しなければならない．通訳者は辞書とメモを片手に通訳に臨むが，外来診察の場合は時間が短いため，手際よく通訳を進めないと介入

した有難味が薄れてしまう.

　また，仮に予習していたとしても，診察や検査の結果によっては軽症だと思っていたのが重症だったり，新たな病気が見つかったりと，何が起こるかわからないのが医療現場である.

　以前，足がだるいといって来院した30代の外国人患者に血液検査を行ったところ重度の腎不全であることがわかり，緊急入院になったことがあった．患者本人にとっても寝耳に水だったようで，入院後に腎生検の事前検査にてエイズウイルスに感染していることが判明し，同時に肺結核も見つかり，接触した医療通訳者や医療者が感染しなかったかとの騒ぎにもなった.

　このような場合に医療通訳者がすぐに相談でき，問題の解決に向けて病院とのあいだを調整するのもコーディネーターの役割である.

　通訳者の調整役だけであれば日本語のみでも十分だが，当院の場合は通訳者が滞在していない時間帯に，外国人からの問い合わせや海外とのやり取りが多いため，日本語を含めて2言語以上の読み書きを行える常勤3名と非常勤1名のコーディネーターを雇用している．4名揃えば，英語，中国語，スペイン語，フィリピン語，マレー語に対応可能である.

　以前，中国人観光客が倒れて当院に緊急入院したとき，患者が加入していた海外旅行保険の支払い適応範囲内なのかを確認する必要があった．その際も，マレーシアに本社がある保険会社と日本の主治医のあいだにコーディネーターが通訳兼調整役として入り，英語と中国語で電話会談をして対応した.

　しかし，当院のように数名のコーディネーターを雇う施設は珍しく，大抵は英語を話す病院職員が1名いる程度であろう．そのため，翻訳ツールを活用する，電話通訳会社と契約するなどいくつか方法はあるが，そもそも外国人対応マニュアルを用意している医療機関自体，少ないと考えられる．なぜなら，大勢の日本人患者で忙しい医療機関にとって，外国人患者はまだ少数派だからである.

　しかし，日本は経済効果を狙って外国人観光客をさらによび込もうとしており，2020年の東京オリンピック・パラリンピックには世界中から外国人が押し寄せることは間違いない.

　このことがわかっていても，競技場近隣の医療機関でさえ対策はまだ十分に始まっておらず，コーディネーターの設置においては予算でも付かない限りむずかしいと思われる.

外国人患者の言葉の壁

　日本語が通じない患者とコミュニケーションを図るには，通訳を導入したり翻訳ツールを使用したりするが，言葉は意外と複雑である．たとえば，スペイン語といえども欧州スペインで話す言葉と中南米のスペイン語は言い方や単語が異なったりするため，わかりにくいことがある．また中南米のほとんどの国がスペイン語を話すが，国によってペン，バス，車などは言い方が異なり，簡単でよく使う単語ほど各国の事情によって変化していったと考えられる.

1　食文化の違い

　とりわけ食文化は国によって独自の穀物や野菜が存在するため，栄養指導の通訳はとてもむずかしい．米にしても，国によっては炊く前に油で炒めたり塩を足したりとさまざま

で，調理法が異なれば当然カロリー数も異なり，栄養指導では何をどのように調理して食べているのか，患者に細かく尋ねる必要がある．

あるコロンビア人の糖尿病患者が，スープと果物しか食べていないのに痩せるどころか太ってしまうと嘆いていた症例では，果物は果糖なので食べ過ぎると当然太るが，夕飯に飲んでいたスープの具材を尋ねてみると，じゃがいも，かぼちゃ，パスタが入っており主食に匹敵する内容だった．

糖尿病に関しても，長年患っている患者で病識があると思っていたら，「"ヘモグロビン・エイワンシー"っていつも医師がいうけど，いったい何ですか？」と筆者に尋ねてきた．今更主治医には質問しづらかったのだろうか．

片言の日本語で診察や検査を終え最終的に薬が処方されれば，通訳がいなくても問題ないと思っている医療者もいるが，実際この患者が自宅に余っていた薬を持参したところ，複数の薬の飲み方と量を理解していなかったことが発覚した．そのため糖尿病のコントロールが悪かったのに，医師からはいうことを守らない困った患者だと思われていたのだ．

この患者は医療通訳が診察室や薬局で通訳するようになってから，糖尿病の数値が著しく改善した．このような例は海外でも同様の報告がある[4]．細やかな通訳が患者の治療に影響することを証明したよい例であった．

2 病気の説明や治療における医療通訳の重要性

内科的慢性疾患を抱える在留外国人患者は近医で薬を処方してもらうことが多いが，本人に尋ねると，何の薬か知らずに飲んでいるケースが多々ある．

日本語が通じないために患者の訴えや投薬後の症状の変化は知るすべもなく，血液検査の結果のみをみてかかりつけ医が処方するようである．

医学用語に関しては語源がラテン語なので，専門になればなるほどラテン系のスペイン語，ポルトガル語，イタリア語，フランス語等や，英語も似ており，病名だけなら通じることもある．

しかし，病気の説明や治療に関しては，やはり医療通訳が介入しないと十分な理解が得られない．1つ間違えば健康を損ねる可能性もあり，インフォームド・コンセントが叫ばれるなか日本語が通じない患者に対策を講じないのは問題だと思われるが，英語ならまだしも，少数言語はどうするのかという課題が残る．

外国人患者の文化の壁

外国人患者が入院すると，病棟はパニックに陥る．言葉の問題はもちろんだが，患者は病棟で暮らすことになるので，その患者の生活スタイルや習慣などが顕著に表れる．

患者が共同生活に慣れていればさほどむずかしくないのだが，入院中はシャワーの時間が予約制であったり，消灯時間が決まっていたりと病棟のルールがある．

1 食事

ある外国人患者は毎日の和食に耐えられず，食事制限を受けていたにもかかわらず家族に自国の食べ物を持ってきてもらい隠れて食べていた．そうかと思えば，食事は自由だった

のに病棟から出る許可書を日本語で書けなかったため，院内の売店にも行けずにひもじい思いをしていた患者もいた．

言葉が通じないと，些細なことでも苦労する．あるイスラム教徒の母親は，息子が誰かにもらったお菓子を食べているのを見つけ，慌てて息子の口に指を突っ込み中身を掻き出した．イスラム教では豚肉やアルコールが含まれている食べ物は禁止されており，基本的にはイスラム教の律法に則ったハラルフードしか食べないのだ．

当院では外国人が入院する場合は，最初に栄養士が通訳とともに訪問し，食物アレルギーの既往や宗教上禁止されている食物などの聞き取り調査を行い，患者の事情と医師の指示に合わせた調理法で毎回食事を用意する．

2 妊娠・出産

当院で通訳件数が一番多いのは産科である．日本語が話せず来院するのを躊躇している外国人も妊娠すると来院し，検査で妊娠が確定すれば定期的に妊婦健診に訪れるようになる．

日本に居住していれば各市町村に届け出ることで母子手帳が交付され，妊婦健診は地方自治体の補助で助成される．このような手続きには通訳が同行したほうがスムーズだが，妊婦友達に尋ねたり，日本語が話せる知り合いに付き添ってもらい来院する場合も多い．

妊娠・出産は文化的要素や宗教が色濃く出る出来事である．一昔前まではブラジルでは出産といえば，公立病院を除いて，ほとんどが帝王切開であった．なぜなら産みの苦しみを味わわずにすむし，出産日が決まれば家族や知り合いがお祝いに駆けつけることもできるからである．

ここでブラジル人女性にとって大事なことは，女性は妊娠中でも出産後でもビキニを着て海に行くため，傷痕はビキニラインに沿って隠れていることである．ブラジルではこれは当たり前のことなので，腹部を縦に切開する可能性がある場合は，事前に説明と患者の同意が必要になる．最近は無痛分娩も選択肢の1つになりつつあるようだが，この選択肢はあくまでも民間の保険に加入している妊婦の話であって，医療費が無料である公立病院では普通分娩が主流である．

中国人妊婦は出身地によって文化が異なるようだが，共通点は多々ある．たとえば，妊娠したら大事に扱われ，動かない上に栄養価の高いものばかり食べるので，太る傾向にある．以前，妊娠中に毎日卵を10個食べていたので太って胎児が巨大化してしまい，普通分娩では出産できなくなった妊婦がいた．

出産は無事帝王切開にて行われたが，手術後に中国から来日した母親が，胎盤が欲しいといい出した．何のためかと尋ねると，出産を終えた娘に調理して食べさせるというのだ．

この申し出にはスタッフ一同驚いたが，栄養価が高い胎盤（プラセンタ）は貴重な栄養源であり，昔は日本でも食していた話はあるらしく，妊婦の出身地はそういった慣習が残っていたようだ．

ここで，外国人と接するときに重要なことは，偏見をもたないことである．日本人が常識だと思っていることが，海外では非常識であることも多々ある．

たとえば，麺を音を立てながら食べることは欧米諸国では恥ずかしいことだが，昔，海外出張した日本の政治家が音を立ててパスタを食べたことに皆驚いたという話を聞いたことがある．日本では，逆に音を立てて麺をすすらなければおいしく感じないという意見も

あり，所変われば品変わるである．

外国人患者の制度の壁

　個人で海外を旅する場合，あらかじめ交通機関の使い方や宿泊施設のルールを調べておいたほうが安心だ．バスの乗車にしても前から乗るのか後ろから乗るのか，支払いはどうするのか，料金はいくらかなど，わからない言語で伝えられても対処できない．

　乗り物だけでも大変なのに，病気になって不安なときに言葉の通じない医療機関を訪れるのは，患者にとって多大なストレスである．

1 病院のシステム

　日本の病院は初診受付はたいてい午前中までのため，午後に来院しても緊急時以外は診察してもらえない．外国人ではその事情を説明するにも，言葉が通じないと一苦労だ．

　ほかにも，薬がなくなったので処方だけしてほしいと来院する飛び込みの外国人患者に，日本では医師の診察なしに薬だけ渡せないと説明しなければならない．

　このように病院のルールも異なるため，納得してもらうためには通訳を介した十分な説明が必要となる．

2 医療費

　外国人が受診する際，病気が気になるのはもちろんだが，心配なのが医療費についてである．とくに訪日外国人の場合は料金の相場もわからないため，最初に診療がいくらなのか尋ねられることが多い．

　診察のみであれば事前におおよそ算定できるが，行う検査の数によって加算金額も変わってくる．また，診察室で各検査の値段を尋ねられても通常医師も看護師も知らないため，すぐには答えられないことが多い．

　支払いにクレジットカードが使えない病院も多く，多額の円を持ち合わせていない旅行者にとっては不便である．

3 入院日数

　諸外国とくらべると，日本の入院日数は長めである．外国では，病院は治療するところであり病人の看病をするところではない．そのため医療行為が終わると，入院費も高いため，早目に退院させられる．

　分娩の場合は，日本では5日程度の入院となるが，欧米諸国では当日か次の日には退院する．帝王切開の場合も日本では10日程度入院できるのに対し，海外では3日程度である．あくまでも療養は自宅で行い，何か異変があれば再度来院するという方針である．これは逆に，外国に行った日本人が戸惑う医療制度の違いである．

4 医療保障制度

　医療保障制度は各国さまざまだが，日本の医療機関を受診する外国人患者の場合は，日本の公的医療保険に加入しているか否かで個人負担額が大きく変わってくる．日本の国民皆保険制度は患者には手厚く，外国人でも3か月以上日本に住んでいれば加入することが義務づけられる．

　ところが，病気にかかる可能性は低く毎月の保険料が高いからと加入しない場合や，職場を途中で辞めたり異動したりで完納していない外国人も少なくない．

以前，家に送られてくる手紙が読めないと持参して病院の通訳者にみせた外国人患者がいたが，それらはすべて督促状であった．故意にではなく，日本語が読めずに支払いが滞っている場合もあるという例だ．こういった場合，医療保険を適応させるには未払い分をまとめて支払うか，無理なら完納することを約束した誓約書を書き，分割で納める方法もある．

患者の加入している医療保険が海外の会社である場合は，さらに大変である．海外の民間保険会社や医療保険を扱っている機関と英語での交信が必要となり，海外送金するにも外国為替や手数料の関係で，正確な金額を振り込んでもらうのに複数回のやりとりを要することもある．

5 治療と医療費

治療においては，医療費が支払えなくなった時点で打ち切られることは，海外では珍しくない．まさに，人命には値段があるということだ．治療ごとに先払いしてからでないと受けられない国もある．

支払えなければ治してもらえないということが常識だと思っている外国人にとって，治療してもらえることはありがたいことだが，当然ながら医療費は気になる．

以前，当院がまだ外国人患者に慣れていなかったころ，日本人患者同様に，費用をあまり気にせず重症の中国人患者にできる限りの治療を施したが，患者は結局助からず，家族には莫大な借金だけが残った．海外旅行保険には加入していたが，持病が原因の場合は適応外といわれ，残された年金暮らしの配偶者に支払える金額ではなかったため，最終的に病院の未収金となった．

このようなケースは，どこまで治療するのが患者本人や家族にとって適切なのか，深く考えさせられる．

外国人診療における医療従事者への注意点

1 患者の理解力

外国人患者を診察する際，有能な医療通訳者がいればそれに越したことはないが，実際はトレーニングを受けていない言語が話せる患者の知り合いが同席するか，患者自身と片言の日本語や英語でコミュニケーションを図ることが多いと思われる．こういった場合，患者がうなずいていても，本当に理解したのかを再度患者に確認する必要がある．言葉の問題でどうせ全部はわからないと患者が諦めていると，なんでも「はい」と答えがちだ．

そのため，立ち会っている看護師は，患者の表情に注目することが重要である．また当然のことながら，日本語が話せなければ読むことができないので，書面で用意されている検査の説明書や注意書きを「誰かに読んでもらって」と患者に託すのではなく，口頭で説明する必要がある．とくに同意書にサインを求める場合は，インフォームド・コンセントを得るという姿勢でていねいに接しなければならない．

人体の模型や図を用いて患者の視覚に訴えることは，有用な方法の1つである．さらに，説明するときには患者の家族や付き添いにも同席してもらうのがよい．個人の教育レベルはさまざまであり，通訳を介して説明しても，そもそも病気の基礎的な知識をもちあわせていないこともあるため，家族のなかで

キーパーソンとなる人に目星をつけておくとよい．その人に理解を促して，患者への説明や説得に協力してもらえるようしておくと，治療もスムーズに進みやすい．

2 薬に関する説明

薬に関しては，実物や写真をみせながら飲み方を説明するとよい．また，薬の種類が多いときは，一包化すると間違えにくい．

日本語のみの薬袋や効能書きでは，よくわからない薬を飲むという不安から，患者が服用しないことがある．外国人対応が整備できている薬局はまだ少ないであろうし，薬局には病名が知らされないため，医師が薬のどの効果を期待して処方したのかわからないこともある．そのため，診察室で「お薬を出しておきますね」の一言しかない場合，どのような薬を何のために出すのか追加の説明を医師に促すと，患者も納得して薬を飲むだろう．

*

外国人患者へのさまざまな説明は各職種の専門家が直接行うことも多いが，チーム医療においては患者にとって看護師は最も相談しやすい．そのため，看護師は患者の不安を取り除けるよう配慮し，医療従事者との橋渡し役を担う必要がある．

まとめ

日本の医療機関で外国人患者を診察する際，そこには解決すべき問題がまだ山積みである．外国人と接する機会もなかった医療従事者が，突然外国人患者と向き合うことになり，言葉も文化も制度も異なるなか，良好なコミュニケーションを図ることは大変である．

この解決法として，医療従事者と外国人患者の橋渡しができる医療通訳者に勝るものはないと考えられる．今後，自動翻訳ツールや情報通信技術（information and communication technology：ICT）を駆使した遠隔通訳なども普及すると考えられるが，内容が高度で詳細な説明が必要とされるほど，医療通訳者が直接立ち会う形態のほうが医療従事者や通訳者にとっても好ましい[5]．

しかし現時点では，日本の医療通訳者の報酬はまだボランティア料金の枠を超えず，レベルを証明する認証制度もない．今後医療通訳者が活躍するためには，その立場や報酬を確立させていく必要がある．また，医療従事者も，医療通訳者の効率よい活用の方法や訳しやすい話し方を学ばなければならない．

外国人患者は，たとえ言葉は通じなくても人間同士なのだから，表情や行動で何かしら想いは伝わる．病は気から，そして忘れてならないのは，医は仁術だということである．

とくに患者が一番頼りとし，患者に寄り添う役目を担っている看護師こそ，外国人患者をみかけたら避けるのではなく，日本人と同じに接するよう心掛ける必要がある．病気で心細い上に，言葉が通じず不安な思いでいる外国人患者には，医療従事者の笑顔や気配りが，どれだけ励みになることだろう．

当院に入院していたペルー人のがん患者は，毎回看護師が日本語で声をかけてくれることで，言葉は通じなくても自分のことを気遣っていると感じることができ，とても感謝しているといっていた．

目や肌の色が異なる外国人患者が病院にいることが当たり前となり，構えずに彼らに自然と対応できる真の国際化を目指し，「日本の医療機関は素晴らしい」と外国人に思ってもらえる環境作りに，皆で一丸となって取り

組んでほしいと切に願う．

引用文献

1) 新関西国際空港株式会社：ニュースリリース（2016年4月22日）関西国際空港・大阪国際空港2015年（平成27年度）運営概況（速報値）http://www.nkiac.co.jp/img_data/file_1479_1461312311.pdf より2016年7月25日検索
2) Karliner LS, Jacobes EA, Chen AH et al：Do professional interpreters improve clinical care for patients with limited english proficiency? A systematic review of the literature. Health services reseach 42（2）：727-754, 2007.
3) Flores G：The impact of medical interpreter services on the quality of health care：a systematic review. Medical care research and review 62（3）：255-299, 2005.
4) Tocher TM, Larson E et al：Quality of diabetes care for non-English-speaking patients. A comparative study. The Western journal of medicine 168（6）：504-511, 1998.
5) Locatis C, Williamson D, Gould-Kabler C et al：Comparing in-person, video, and telephonic medical interpretation. Journal of general internal medicine 25（4）：345-350, 2010.

Step 3-2-① 学習の振り返り

- 医療通訳サービス，国際医療コーディネーターの役割を説明してみよう．
- 外国人患者と接する際，言葉・文化・制度ではそれぞれどのような注意点があるのか説明してみよう．
- 国際診療の場での看護師の役割を説明してみよう．

国内における国際診療・看護の現場から
②国際看護の現状と課題

Step 3-2-② 学習目標
- わが国の国際看護の現状について理解する.
- 文化が異なる患者と看護者では,どのような違いがあるのかを理解する.
- ケアにおける「言葉」のツールの重要性を理解する.

はじめに

　法務省によると,2015年末現在,日本における外国人登録者数は223万2,189名であり[1],年間1,968万8,247名の外国人が日本に入国している[2].

　筆者が勤務する施設(地方独立行政法人りんくう総合医療センター,以下当院)は関西国際空港の対岸に位置し,大阪南部,泉州地域の地域支援病院として,救急医療をはじめ,周産期医療や多岐にわたる分野で医療の中核を担っている.当院は,外国籍患者受診者数の増加に伴い,言葉や文化・制度のギャップのある患者に対し,2006年に国際外来が開設され,2016年6月末現在,5言語で総数60名以上の登録通訳者が活躍し,外国籍患者がより安全で安心できるチーム医療を展開している.

　日本人患者が患者数の大半を占めるなかで,言葉や文化・制度のギャップのある患者を多く受け入れ,日本語に限界のある患者をケアするときに,配慮すべき部分と,チーム医療のなかで看護専門職として心得ておきたいポイントを本項では解説する.

日本国内における国際看護

　L.デサンティスは国家間看護(international nursing)は「自分のものとは異なるヘルスケア・システム,看護に影響している社会経済,政治,教育,文化なども含まれるマクロレベルの看護」であるということに対し,「ケア実践する看護師とは異なる文化背景をもった対象者または集団に対し,ケアすることである社会構造または医療機関内の一定の場における看護行動」を「文化を超えた看護(transcultural nursing)」として,マイクロレベルの看護実践であると述べている[3].グローバル看護(global nursing)とは,これら2つの看護を含む地球に住む人々の健康を守るための看護実践のことである[4](図1).

　外国籍患者はわれわれ看護者とは異なる文化背景をもつ患者である.マイクロレベルの看護実践を日々行っていく上で,看護者自身のアイデンティティーや個性も振り返りつ

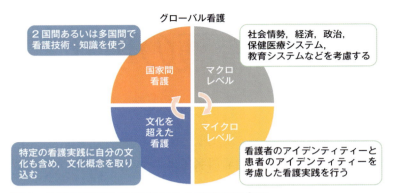

図1　国家間看護と文化を超えた看護の概念図
DeSantis L.：The relevance of transcultural nursing to international nursing. International nursing review 35（4）：110-112, 116, 1998より引用

つ，自身と患者のあいだに存在する文化・習慣・言葉の概念の垣根を超えた「文化を超えた看護」の実践が重要となる．

文化を超えた看護

　文化を超えた看護とは，言葉や文化的背景に焦点をあてた看護のとらえ方であり，おのおののもつ文化を超えたケア実践である．

　文化を超えた看護を必要とする対象者は，必ずしも外国籍住民というわけではない．患者のもつ言葉や文化・習慣が看護者と異なるということはよくある．人を基盤においたケア実践（イーミックなケア）と看護師の専門的知識の観点からみたケア実践（エティックなケア）のバランスが重要である[5]．

　たとえば，高齢者のもつ文化圏と若年層のもつ文化圏とでは，使う語彙も異なるし，情報ツールも異なる．健康に関する情報をスマートフォンで検索する若年層に対し，高齢者では民間的に伝承されてきた健康に関する情報を重要視する人も多い．

　しかしながら，iPadを用いる高齢者もいるし，インターネットでの情報収集が主流になりつつあるなか，書籍から情報を得る若年層もいる．このようにそれぞれの人がもつ文化の違いには多様性があり，看護者もこの違いを配慮していかねばならない．

　ここでは，日本国内における個々がもつ文化を超えた看護実践が必要な患者のうち，「日本語もしくは日本についての情報が限られた患者」（limited Japanese patient：LJP）について看護実践で配慮すべき点を解説する．

看護者と患者間の違いの認識

　LJPの看護を実践する際，患者と看護者の成育環境や生活背景が大きく異なるため，看護者自身が自己の個性やアイデンティティーと向き合う必要が出てくる．LJPと大きく異なる部分もあれば，共感できる部分もある．

　たとえば，言語という点では，看護者が患者の母国語を流暢に話すことができれば，その個性は信頼関係を構築していくための重要なコミュニケーションツールとなりうる．しかし言語運用だけで，看護目標が達成できる

わけではない.

マデリン M.レイニンガーは「人を基盤においたケア実践（イーミックなケア）と看護師の専門的知識の観点からみたケア実践のバランスをうまく保つことにより，患者の健康が維持増進されていく」といっている[5].

お互いの文化の相違部分と共通部分を認識し，相互に認め合う気持ちがなければ，看護目標を達成する信頼関係は構築できないのである．この相互信頼関係の構築がなければ，患者の意思決定を支援することは非常にむずかしいだろう．看護者が正しいと感じることは，必ずしも患者の価値観においていて正しいというわけではないことを念頭におく必要がある．

LJPへのケアで配慮すべき点

1 決定権の帰属

治療方針を決定する際，複雑かつ高度な医療ほど，患者個人の独断で治療を決めるのではなく，家族と相談するなど特定の個人や社会集団に決定権が帰属することがある．患者によっては，「自分の人生なのだから，自分で決める」と家族にも誰にも相談せず1人で治療方針を決定する患者もいるかもしれない．

日本では多くの場合，前者で意思決定を行うことが多いように思われるが，すべての日本人の患者が家族やキーパーソンに相談するとも言い切れない．

人は個人主義と集団主義の文化をもちあわせており[6]，患者個人が個人主義的文化圏に属しているのか，集団主義的文化圏に属しているのかを，治療方針を決定するプロセスで把握していくことは重要である．

その際，「この国の人はこのような考え方をする」という固定概念を取り除き，患者の意思決定権はどのように決まっていくのかを情報収集していく必要がある．

2 日本と患者の出身国との保健医療制度の違い

日本は国民皆保険制度を敷いており，患者の経済状況にかかわらず，万人に同水準の医療を展開できる．このようなシステムは諸外国ではきわめて珍しい．この社会保障制度に慣れ親しんでいないLJPにとって，治療決定に経済的な理由が重要な事項になっていることがある．

日本で従事する医療者は治療を進める際，「お金の話はあとでいい，命が優先である」と，国民皆保険制度の範疇で医療を行うのが当然の感覚で治療方針を決定し，進めがちである．しかし，国民皆保険の恩恵を享受していないLJPの場合，国によっては，国民の平均年間所得が日本と数十倍の格差がある国もあり，祖国に戻ったときに日本で受けた医療が，一生かかっても返済できないほどの金額に膨れ上がっていることもある．

国民皆保険制度に加入の有無の確認と，加入していない外国籍患者に関しては，経済的な理由でどこまでの治療を望むか初動段階で確認する必要がある．

また，医療システムも大きく異なり，祖国の医療システムが当たり前であると認識しているLJPからすれば，日本の医療制度は特異なものに映っている部分も多い．

3 医療に関する情報量の違い

日本でよく行われている心臓カテーテル検

査やがんに対する治療の多くは高度先進医療であるものの，日本社会では「同僚が狭心症でカテーテルっていうのをした」「親戚ががんになって，いま抗がん薬の治療をしている」など，医療現場でなくても「抗がん薬」や「カテーテル」という語彙自体を耳にしたことがある人は多い．

また，日本ではテレビやインターネット，ラジオなどで高度先進医療に関する情報番組や医療ドキュメントがプログラムされていることも多く，医療情報量がやや過多気味である．それにくらべ，LJPでは高度先進医療に関する概念や情報量が少ないことが多い．

そのため，情報過多で不安になるというよりも，高度先進医療を受けるにあたり，未知の治療に対する選択肢をていねいに説明する必要がある．

また薬剤に関しても，日本でよく使われる剤形が一般的でないものもある．たとえば，坐薬などは冷所保存にしないという管理方法から，剤形としていない国があったり，錠剤がボトルに入っており，パッケージ化されていない国もある．

4 コミュニケーション方法の違い

患者のコミュニケーション方法には，文脈のなかに意図があると感じる高コンテクスト文化（high context culture）と，反対に文脈には意図が含まれないで文字そのものに意図があると感じる低コンテクスト文化（low context culture）の違いがある[7]．

高コンテクスト文化が行き過ぎると，深読みし過ぎる傾向が現れるし，低コンテクスト文化が行き過ぎると，場の空気が読めないということである．

日本社会では，場の空気が読めないと少し蔑視的表現で「KY」といわれるが，コミュニケーションの方法が異なるだけの話で，日本人の多くは文脈のなかから意味を読み取るコミュニケーション手段をとる人が多い．

言語体系からみても，日本語社会では主語述語が明確に言葉のなかに出てこなくても，誰のことを話しているのか，何について話しているのかを場の雰囲気で読みとりつつ会話するスタイルが主流である．俳句や短歌という文化は，この高コンテクスト文化がもつ美しさに焦点をあてたものといえる．

このように日本語は特殊な会話スタイルであり，不慣れなLJPにはあいまいな表現では意図が通じないこともある．「空気を読んでほしい」という日本人感覚のコミュニケーションでは，誤解を生じる可能性がある．

LJPとのコミュニケーションエラーを未然に防ぐには，日本語学習者で日本語が流暢であったとしても，コミュニケーション方法がどのタイプかを知る必要がある．

5 病態をとらえる概念の違い

日本では人が生まれてくることや死ぬことは「医療」と密接にかかわっている．

かつては日本でも自宅での出産や看取りが主流の時代があったが，第二次世界大戦後の復旧・復興の時期にセーフティネットが拡充したこともあり，日本国民は医療を社会に頼ることができるようになった．

日本は，妊娠・分娩・産褥・育児など一連のライフイベントが医療や社会保障と密接にかかわっていて，医療行為と考える傾向が強いのに対し，諸外国では社会的行為としてとらえる国も多い．

日本の新生児死亡率は世界一の低さであり，これは昨今の周産期医療の賜物である．

しかし，この恩恵にあずかれない諸外国では，周産期にまつわる死や育児などは，その対象者が属する社会で，自助サポートシステムが形成されていることも多い（たとえば，コミュニティ内で子供を預け日本に出稼ぎに行くことや，カトリック教会を通じて就学支援をするシステムなどがある）．これらの一連のイベントが社会的行為ととらえているのである．

LJPへのケアリング
―「言葉」のツールの重要性―

治療の意思決定は，患者本人の治療に対する理解があってこそ進むプロセスである．日本で看取るLJPも増えることが予測されるが，厚生労働省は患者の意思を尊重した人生の最終段階における医療体制についての指針である「人生の最終段階における医療の決定プロセスに関するガイドライン」[8]を打ち出している．公益社団法人日本看護協会はこのガイドラインをふまえ患者の意思決定を支援する方針である[9]．

LJPにとっても理解しやすい「言葉」のツールを用意しておくと，相互の言葉の壁による障壁は緩和される．さらに言葉のツールを使い分けることによって，よりよい支援ができる．

この言葉のツールは，「患者の言語に合わせたコミュニケーション方法」と，「患者の日本語力を最大限に活かすコミュニケーション方法」の2つに大別される．

前者の言葉のツールは，LJPの言語を話す通訳者と翻訳書類である．

後者の言葉のツールは，LJPが理解できるよう「やさしい日本語」を用いてコミュニケーションを図ることである．

1 医療通訳者を含めたチーム医療

LJPへのケアにおいては，言葉の障壁をとり除く医療通訳者の存在は大きい．医療通訳者は単に言葉を訳すのではなく，医療全体の治療方針の決定やチームの共通目標の達成が果たせるように，患者の意思決定支援のサポートの協働者として，チーム医療に参加する必要がある．

言葉の障壁がとり除かれることは重要ではあるが，本来看護者が行うべき患者の支援とはわけて考えるべきであり，コラボレーションのなかに，各専門職の力量が発揮される形で進められるべきである[10]．

現在，医療通訳者には認定資格がなく，医療通訳教育も各派遣団体により異なるため，ボランティアで活動していることが多いのが現状である．しかし，患者の意思決定支援には，通訳者はキーパーソンとなるため，精度が高く，高い倫理観を兼ね備えた通訳者の存在は欠かせない．

2 意思決定支援をサポートする翻訳書類・ツールの充実

LJPが治療方針について理解するためには，口頭で訳していく通訳者の介入のみではむずかしい．病院内には多くの書類が存在するため，書類と口頭の2つの説明で患者の理解を進めるとよい．そのため，通訳者の介入のみならず，頻出する指導書類や同意書，説明書類はあらかじめ翻訳しておくとスムーズである．また，理解を助けるような写真や指さし会話帳などのツールをつくっておくと，言葉に頼らずともビジュアルで説明できることもある．

医療通訳者と翻訳書類の両方のメリッ

表1　LJPがわかりやすい日本語への変換の例

	優しくてていねいな日本語 →	易しくてわかりやすい日本語
主語・述語・目的語の明確化	受付に伝票を持って行っていただきたいのですが……	あなたが，この伝票を，受付に持っていってください
二重否定文	水分をとってはいけないというわけではありません	食事は食べてはいけません．しかし，水分はとってもいいです
擬態語・擬音語	胸がドキドキしている．おなかがゴロゴロなっている．	動悸がしている．腸が動く音がしている．

ト・デメリットを知って使い分けることにより，患者の治療への理解は深まり，意思決定をサポートする体制につながる．

3　易しい日本語の利用

　LJPが日本語を話せる場合でも，前述の日本人特有の「空気を読んで伝えるコミュニケーション」は非常にむずかしい．日本語ではていねいな提案表現として否定系を使うことが多い．これは日本人にとっては「優しくてていねいな日本語」であるが，LJPにとっては「易しくてわかりやすい日本語」ではないことが多い．

　LJPが理解しやすい日本語への変換の例を**表1**に示す．

　前述のコミュニケーション方法では，主語・述語・目的語が抜けたコミュニケーションはわかりにくいため，それらをはっきりと示して話すとわかりやすくなる．また，長い文章は理解するのにも時間がかかるため，短くすることなども心掛けるとよい．

　部分的に禁止事項を伝え，あわせて可能な部分を伝えるときに「○○しては，いけないというわけではない」という二重否定の文章はLJPにとって複雑で，「○○はできません．しかし，▲▲はできます」と，してはいけないことと，できることで文を分け，逆接の「しかし」などを使って伝えると，わかりやすい．

　幼児など小さい子どもに対してわかりやすいように「ゴロゴロ」「ドキドキ」などの擬態語や擬音語を使うことがあるが，LPJには擬態語や擬音語のもつニュアンスが伝わりにくいためかえってわかりにくい．そのため，単語や文章で伝えると伝わりやすい．

　「優しい日本語」から「易しい日本語」への置き換えは，LJPに特化したものというわけではない．国立国語研究所が2004年に実施した調査では，「どの分野の外来語をわかりやすくいい換えてほしいか」という問いに対して国民の半数以上が，医療・福祉分野をあげている[11]．つまり，日本語の問題だけではなく，病院で使われている用語の多くは，非医療者にとっては非常にむずかしいものなのである．

　LJPの意思決定支援に欠かせない医療通訳者の多くは医療教育を受けてきた関係者ではない．そのため，医療現場で何気なく使っている言語に関しても再考が必要である．

おわりに

国際看護師協会（International Council of Nurses：ICN）によるICN看護師の倫理綱領（2012年版）の前文には，以下のように記されている[12]．

「看護師には4つの基本的責任がある．すなわち，健康を増進し，疾病を予防し，健康を回復し，苦痛を緩和することである．看護のニーズはあらゆる人々に普遍的である．

看護には，文化的権利，生存と選択の権利，尊厳を保つ権利，そして敬意のこもった対応を受ける権利などの人権を尊重することが，その本質として備わっている．看護ケアは，年齢，皮膚の色，信条，文化，障害や疾病，ジェンダー，性的指向，国籍，政治，人種，社会的地位を尊重するものであり，これらを理由に制約されるものではない．

看護師は，個人，家族，地域社会にヘルスサービスを提供し，自己が提供するサービスと関連グループが提供するサービスの調整をはかる．」*

日本にいるLJPに必要な看護とは本来，看護の普遍性に焦点をあてれば，むずかしいものではない．言葉や文化は大きな障壁のように思えるが，うまく言葉のツールを使うことにより，解消できる部分もある．言葉や文化がフィルターとなり，普遍的な看護の理念を失念させてしまっている．日本人患者の看護と同様で，LJPに対しても個別性を考慮するときには自身の文化背景やアイデンティティーと向き合い，自身の文化領域を超えた看護実践が必要である．

抗がん薬治療中のスペイン語圏の患者が，ある日筆者に「病棟を歩いていると，『○○さん，元気？』って明るい笑顔で，冗談いいながら日本語で話しかけてくれる．それが嬉しかった．」といってくれた．彼が求めていたのは流暢なスペイン語が話せるなどといったことではなかった．看護者のもつ文化を超えたかかわりだった．文化を超えた看護の一歩とはこのようなことだと考える．

引用文献

1) 法務省：報道発表資料（平成28年3月11日）平成27年末現在における在留外国人数について（確定値）
http://www.moj.go.jp/content/001178165.pdf
より2016年7月15日検索
2) 法務省入国管理局：出入国管理統計統計表
http://www.moj.go.jp/housei/toukei/toukei_ichiran_nyukan.html より2016年7月15日検索
3) DeSantis L.：The relevance of transcultural nursing to international nursing. International nursing review 35（4）：110-112, 116, 1998.
4) 大野夏代：グローバル看護学の概念．国際看護学―グローバル・ナーシングに向けての展開，（南裕子監，新川加奈子，神原咲子ほか編），p.13-18，中山書店，2013.
5) マデリン M. レイニンガー：レイニンガー看護論―文化ケアの多様性と普遍性（稲岡文昭監訳）．医学書院，1995.
6) H.C. トリアンディス：個人主義と集団主義―2つのレンズを通して読み解く文化（上山貴弥，藤原武弘編訳）．北大路書房，2002.
7) エドワード T. ホール：文化を超えて（安西徹雄解説注釈）．研究社出版，1977.
8) 厚生労働省：患者の意思を尊重した人生の最終段階における医療体制について
http://www.mhlw.go.jp/stf/seisakunitsuite/bunya/kenkou_iryou/iryou/saisyu_iryou/ より2016年7月15日検索

---

* この文書中の「看護師」とは，原文ではnursesであり，訳文では表記の煩雑さを避けるために「看護師」という訳語を当てるが，免許を有する看護職すべてを指す．

9) 公益社団法人日本看護協会：2025年に向けた看護の挑戦 看護の将来ビジョン―いのち・暮らし・尊厳を まもり支える看護．p.14, 2015.
https://www.nurse.or.jp/home/about/vision/pdf/vision-4C.pdf より2016年7月15日検索

10) 新垣智子，南陽子，鐘ヶ江有香：医療チームの中の通訳者―泉州広域母子医療センターとのコラボレーション．保健の科学56(12)：800-806, 2014.

11) 国立国語研究所：外来語に関する意識調査（全国調査）
http://www.ninjal.ac.jp/archives/genzai/ishiki/ より2016年7月15日検索

12) 国際看護師協会（ICN）：ICN看護師の倫理綱領（2012年版）（2013年7月公益社団法人日本看護協会訳）
https://www.nurse.or.jp/nursing/international/icn/document/ethics/index.html より2016年7月15日検索

参考文献

1) 千葉泉：「祝祭」から「昇華儀礼」へ―チリ中央部における幼児葬礼の変遷．大阪外国語大学論集31：1-27, 2005.

Step 3-2-② 学習の振り返り

- 日本国内における「国際看護」とはどのようなものなのか説明してみよう．
- 文化が異なる患者と看護者では，どのような違いがあるのか説明してみよう．
- 「やさしい日本語」とはどのようなものか説明してみよう．

---

column 言葉を超えるもの

　救急外来に意識障害が主訴で搬送されてきた，英語圏の62歳の男性患者の話である．患者には男性通訳者がつき，通訳者はとても流暢な英語を話し，医師からの問診や診察時の声かけをていねいに訳していた．しかし，通訳する彼に対して，患者は目を固く閉じ無言であった．

　検査結果を待っている間，患者には医師から臥床安静の指示が出ていた．ところが，尿意をもよおした患者は，「トイレに行く」といってベッドから立ち上がろうとした．男性通訳者が懸命に，「立ってはダメ．床上でお願いします」とていねいな英語で説明するが，患者は固く目を閉じて黙っている．

　その光景をみた救急外来の看護師は，医師に立位による排尿が可能かどうか，また検査結果から早く判断してもらうようにと促したところ，医師から立位による排尿の許可を得ることができた．そこで，片言の英語で「立ってしましょうね」と臥床している患者に話しかけると，患者はパチッと目を開け，看護師の言葉を聞き入れてくれたのだった．

　患者の背景を配慮した医師との交渉や調整は，看護師でなければできないケースもあり，言葉が通じるということだけではなく，患者の支援が必要な場面では看護師がコーディネートすることによりスムーズに治療が進むということを示す事例である．

　通訳者は，あくまで言語の違いによるコミュニケーションギャップを取り除いてはくれるが，患者の表情やしぐさ，態度等から患者の心理状態やニーズを汲み取ることは残念ながらできないことを，現場の看護師は十分理解することが重要であると思われる．

看護師国家試験過去問題（解答・解説）

■問題
■日本における政府開発援助〈ODA〉の実施機関として正しいのはどれか． （103回・午前78）
1. 国際協力機構〈JICA〉
2. 世界保健機関〈WHO〉
3. 国連開発計画〈UNDP〉
4. 赤十字国際委員会〈ICRC〉

◆解説
1. ○ 政府開発援助（ODA）の実施機関は，国際協力機構（JICA）と政策金融公庫である．JICAは，開発途上地域等の経済及び社会の開発もしくは復興または経済の安定に寄与することを通じて，国際協力の促進ならびにわが国及び国際経済社会の健全な発展に資することを目的としている．
2. × 世界保健機関（WHO）は，すべての人々の精神的・肉体的な健康の向上を目的とする国際連合の保健事業専門機関である．
3. × 国連開発計画（UNDP）は，国際連合の専門機関であり，開発途上の国々と協働してそれぞれの開発目標を達成できるように支援している．
4. × 赤十字国際委員会（ICRC）は，赤十字の機関であり，武力紛争の犠牲者への人道支援活動を行っている．

正答 1

■問題
■外国人の女性が38.5℃の発熱のある生後3か月の男児を連れて小児科診療所を受診した．男児は上気道炎（upper respiratory inflammation）であった．女性は日本語が十分に話せず，持参した母子手帳から，男児はこの女性と日本人男性との間に生まれた子どもであることが分かった．夫は同居していない様子である．外来看護師は女性に，4か月児健康診査のことを知っているかを尋ねたが，女性は看護師の質問を理解できない様子であった．

男児が4か月児健康診査を受診するために必要な社会資源で優先度が高いのはどれか．
 （103回・午前79）
1. 近所の病院
2. 通訳のボランティア
3. 児童相談所の児童福祉司
4. 地区担当の母趾健康推進員

◆解説
男児の母親の様子から，日本語によるコミュニケーションが十分ではないようであるため，もっとも優先されるべきは通訳のボランティアである．母親は男児の症状に対して受診等の適切な対応をとれているため，今後は健診制度の存在とその受診方法や受診の必要性などについて母親が理解できるよう，通訳のボランティアを通じて情報提供していく必要がある．

正答 2

■ 問題
■ 国際機関と事業内容の組合せで正しいのはどれか． (105回・午前67)
1. 国連難民高等弁務官事務所〈UNHCR〉――――― 有償資金協力
2. 国連教育科学文化機関〈UNESCO〉――――― 児童の健康改善
3. 世界保健機関〈WHO〉――――― 感染症対策
4. 国際労働機関〈ILO〉――――― 平和維持活動

◆ 解説
1. × 国連難民高等弁務官事務所（UNHCR）は，難民に対する国際的な保護を行う．有償資金協力は，政府開発援助（ODA）の二国間援助として国際協力機構（JICA）によって行われる．
2. × 国連教育科学文化機関（UNESCO）は，諸国民の教育，科学，文化の協力と交流を通じて，国際平和と人類の福祉の促進を目的とした活動を行う．児童の健康改善は，国際連合児童基金（UNICEF）によって行われる．
3. ○ 世界保健機関（WHO）の活動には，感染症及びその他の疾病の撲滅事業の促進が含まれる（p.151 解説参照）．
4. × 国際労働機関（ILO）は，国際的な労働基準を策定して各国に普及させるなど，社会・労働政策を行う．紛争地域の平和の維持を図る手段として国連によって行われる活動を，平和維持活動（PKO）という．

正答 3

■ 問題
■ Aさんは，来日して1年になる外国人で，胃潰瘍（gastric ulcer）による吐血のため一般病棟に入院した．Aさんが入院した知らせを受けて，Aさんの家族が来日し，病棟に見舞いに来た．家族は，Aさんの身の回りの世話を泊まり込みで行うために私物を大量に持ち込んだ． (103回追・午後78)
看護師の対応として最も適切なのはどれか．
1. 日本では家族の泊まり込みはできないと断る．
2. Aさんと家族が納得できる解決策を話し合う．
3. 希望通りAさんの病室に泊まることを許可する．
4. 近隣のホテルに泊まって，日中のみ通うよう勧める．

◆ 解説
わが国においても以前は家族の泊まり込みを認めていたように，療養環境のあり方は国によっても異なることが十分にありうる．しかしながら，実際に日本の医療機関において外国人患者が入院する際には，日本のルールを理解してもらえるよう，十分に説明し，納得してもらうことが大切である．また，あくまでも患者と家族の安心を損なうことのないよう，病棟もできる限りの配慮が必要である．
従って，Aさんと家族が納得できる解決策を話し合うことが正解である．

正答 2

問題
■2国間の国際保健医療協力を行うのはどれか．（105回・午後67）
1. 国際協力機構〈JICA〉
2. 国際看護師協会〈ICN〉
3. 国連開発計画〈UNDP〉
4. 国連食糧農業機関〈FAO〉

解説
1. ○ 日本の政府開発援助（ODA）は，その形態から，「二国間援助」と「国際機関への出資・拠出（多国間援助）」に分けられる．二国間援助の形態である技術協力，有償資金協力，無償資金協力は国際協力機構（JICA）によって行われる．
2. × 国際看護師協会（ICN）は，各国の看護師協会からなる組織である．
3. × 国連開発計画（UNDP）は，国際連合の専門機関であり，開発途上の国々と協働してそれぞれの開発目標を達成できるように支援している．
4. × 国連食糧農業機関（FAO）は，国際連合の専門機関であり，世界の農林水産業の発展と農村開発に取り組んでいる．

正答 1

問題
■Aさんは，3年前に来日した外国人でネフローゼ症候群（nephrotic syndrome）のため入院した．Aさんは日本語を話し日常会話には支障はない．Aさんの食事について，文化的に特定の食品を食べてはいけないなどの制限があるがどうしたらよいかと，担当看護師が看護師長に相談した．
担当看護師に対する看護師長の助言で最も適切なのはどれか．（103回・午後79）
1. 日本の病院なので文化的制限には配慮できないと話す．
2. 文化的制限は理解できるが治療が最優先されると話す．
3. Aさんの友人から文化的制限に配慮した食事を差し入れてもらうよう話す．
4. 文化的制限に配慮した食事の提供が可能か栄養管理部に相談するよう話す．

解説
患者の療養環境を整えることは，国籍が異なっても共通でなければならないことは，「看護の倫理綱領」の理解からも明らかである．食事を含む文化的な要因は患者にとって大変大切なことであり，尊重されなければならない．また食事も含め，患者に提供されるすべてのサービスに関して，できる限り医療機関は責任をもたなければならない．
したがって，文化的制限に配慮した食事の提供が可能か栄養管理部に相談するよう話すことが正解である．

正答 4

問題

■ 次の文を読み〔問題〕に答えよ．

Aさん（37歳，女性）は，アジアの出身で1か月前に日本人の夫（40歳）と娘（12歳）とともに日本に移住した．母国語以外に簡単な言葉であれば日本語と英語は理解できる．Aさんは，胸のしこりに気付き1週間前に受診し，検査の結果，乳癌（breast cancer）と診断された．今後の治療について説明を受けるため外来を受診する予定である．夫から「仕事が忙しく説明に立ち会えない．妻は日本語が上手く話せないがどうしたらいいですか」と電話があった． （104回・午後118～120）

〔問題1〕このときの夫への対応でもっとも適切なのはどれか．
1. 電話で治療について説明をする．
2. 英語での説明を医師に依頼すると伝える．
3. 母国語の医療通訳者について情報提供する．
4. 日本語を話せる娘に通訳を依頼するよう伝える．

解説

言語の障壁は，患者と医療者間のコミュニケーションにおいて最も重要な要素である．まずは，言語による障壁を取り除く環境を医療機関は整える必要がある．それ以外の要素については，通常の日本人患者と同様のプロセスを経ることが基本である．

重要事項の説明内容は正確でなければならず，外国人患者であっても，正しい情報に基づき，十分に理解し，意思決定することが重要である．よって，電話での治療に関する説明や，英語での説明を医師に依頼したり，日本語を話せる娘に通訳を依頼するなどせずに，母国語の医療通訳者について情報提供するのが正解である．

正答 3

〔問題2〕術前に，術後のAさんの苦痛の程度を確認する方法について説明をすることになった．苦痛の程度を確認する方法としてもっとも適切なのはどれか．
1. 日本語を覚えてもらう．
2. 母国語と日本語の対応表を準備する．
3. ナースコールの利用方法を説明する．
4. まばたきをしてもらうことを説明する．

解説

患者の苦痛の程度を確認するためには，患者がもっとも表現しやすい方法にすることが何よりも大切であることはいうまでもない．また，医療者も患者の苦痛の程度をしっかりと受け止めることが目的であることから，双方の言語の障壁を取り除く方法を採用しなければならない．

したがって，母国語と日本語の対応表を準備することが正解である．

正答 2

〔問題3〕入院初日．Aさんの同室の患者から，Aさんが使用している香水の香りが強く気分が悪くなるので何とかして欲しいという訴えがあった．病棟では香水の使用を禁止している．看護師が香水の使用をやめるように説明すると，Aさんは医師から何も言われていないと話した．
　Aさんへの対応で最も適切なのはどれか．
1. 個室の利用を勧める．
2. 同室の患者を説得する．
3. 禁止されている理由を説明する．
4. 医師の許可があればよいと説明する．

◆解説

　香水の使用は治療の一環ではないことから，外国人患者であっても理解してもらうことが必要である．また，同室の患者からの苦情についても，外国人患者だけを特別扱いすることは適当ではなく，同室の患者が療養上のルールを順守することは，日本人と同等である．
　したがって，まずは禁止されている理由を説明することが正解である．

正答　3

■問題
■平成25年（2013年）の国連エイズ合同計画〈UNAIDS〉の報告において，ヒト免疫不全ウイルス〈HIV〉陽性者がもっとも多い地域はどれか．　　　　　　　　　　　　　　（104回・午前76改）
1. 東アジア
2. 北アメリカ
3. オセアニア
4. サハラ以南のアフリカ

◆解説

　国連エイズ合同計画（UNAIDS）の報告によると，平成25年（2013年）末時点のHIV感染者は3,500万人と推定されている．そのうち，サハラ以南のアフリカの感染者は2,470万人と推定され，全体の7割を占めている．
※出題時は「平成24年（2012年）」であったが「平成25年（2013年）」に改めている．

正答　4

■問題
■世界保健機関〈WHO〉の事業活動でないのはどれか．　　　　　　　　　　　　　　（103回追・午前77）
1. 医学情報の総合調整
2. 難民に対する国際的な保護
3. 保健分野における研究の促進
4. 感染症およびその他の疾病の撲滅事業の促進

◆解説

　世界保健機関（WHO）の主要事業活動は，次の6つである．①医学情報の総合調整，②国際保健事業の指導的かつ調整機関としての活動，③保健事業の強化についての世界各国への技術協力，④感染症及びその他の疾病の撲滅事業の促進，⑤保健分野における研究の促進・指導，⑥生物学的製剤及び類似の医薬品，食品に関する国際的基準の発展・向上．難民に対する国際的な保護は，国連難民高等弁務官事務所（UNHCR）によって行われる．

正答　2

問題
■ 政府開発援助〈ODA〉の説明で正しいのはどれか. （103回追・午後79）
1. 先進国の政府同士が援助しあう.
2. 日本の政府の発展に関して他国から支援を受ける.
3. 非政府組織〈NGO〉によって開発途上国を支援する.
4. 政府または政府の実施機関によって開発途上国を支援する.

解説
政府開発援助（ODA）とは，経済協力開発機構（OECD）の開発援助委員会（DAC）により，政府または政府機関によって供与されるものであること，開発途上国の経済開発や福祉の向上に寄与することを主たる目的としていること，資金協力についてはその供与条件のグラント・エレメントが25％以上であること，とされている.

正答 4

問題
■ 国際連合児童基金〈UNICEF〉の報告（2006年）による5歳未満児の死亡率が最も高い地域はどれか. （103回・午後78）
1. アフリカ
2. 東南アジア
3. 北アメリカ
4. 東ヨーロッパ

解説
5歳未満児の死亡率は，出生1,000人あたりの死亡数で表される. 2006年の国際連合児童基金（UNICEF）の報告によると，5歳未満児の死亡率がもっとも高い地域は，サハラ以南のアフリカであり，他の地域と比べて圧倒的に高い.
なお，ユニセフの『世界子供白書2015』においても，5歳未満児の死亡率は依然としてサハラ以南のアフリカでもっとも高い.

正答 1

看護師国家試験出題基準（平成26年版）

看護の統合と実践

目標Ⅲ．国際社会における看護について基本的な理解を問う．

大項目	中項目
3. 国際化と看護	A. 看護のグローバル化
	B. 多様な文化と看護
	C. 看護の国際協力活動

Index

数字，欧文

14の基本的ニーズ ……………… 18
CD …………………………………… 38
EPA ………………………………… 19
FTA ………………………………… 19
ICD …………………………………… 6
ICF …………………………………… 7
ICN ………………………………… 14
　──看護師の倫理綱領 ‥ 14, 149
ICNP ……………………………… 15
ICRC ……………………………… 112
IFRC ……………………………… 112
IHR …………………………………… 6
ILO ……………………………… 45, 46
　──国際労働安全衛生基準 … 55
　──条約 ………………………… 54
JBIC ……………………………… 36
JCI ………………………………… 22
JDR ……………………………… 122
JICA ………………………… 35, 36, 121
JICWELS ………………………… 20
JMIP ……………………………… 22
LJP ……………………………… 144
MDGs ……………………………… 28
MST ……………………………… 112
NANDA-I ……………………… 100
NBC災害 ………………………… 61
NIC ……………………………… 101
NOC ……………………………… 101
ODA ……………………… 35, 121
OECD ……………………………… 35
PCM ……………………………… 123
PDM ……………………………… 124
PHC ……………………………… 28
PHEIC ……………………………… 6
SDGs ……………………………… 30
TICAD …………………………… 33
UHC ………………………… 31, 33
UN ………………………………… 58
UNDP ……………………………… 32
UNHCR ………………………… 112
UNICEF ………………………… 28
WHO ……………… 6, 28, 58, 90, 95
WHO-FIC ………………………… 8
WHO国際分類ファミリー ……… 8
WISE ……………………………… 48

あ行

アクションチェックリスト …… 49
アフリカ開発会議 ……………… 33
あらゆる形態の人種差別の撤廃に
　関する国際条約 ……………… 64
アルマ・アタ宣言 ……………… 28
アンリー・デュナン ………… 112
異文化看護 ……………………… 94
医療介護総合確保推進法 ……… 25
医療通訳サービス …………… 133
医療通訳者 …………………… 147
医療費 …………………… 139, 140
医療保障制度 ………………… 139
インフォーマル経済職場 ……… 53
ヴァージニア・ヘンダーソン … 17
エビデンス ……………………… 91
沖縄感染症対策イニシアティブ
　………………………………… 33
オタワ憲章 ……………………… 95
オレンジプラン ………………… 25

か行

外国人患者受入れ医療機関認証制
　度 ……………………………… 22
外国人診療 …………………… 140
外国人向け多言語説明資料 … 134
開発協力大綱 …………………… 34
カウンターパート …………… 122
看護覚え書 ………………… 72, 78, 81
看護介入分類 ………………… 101
看護過程 ………………… 91, 100
看護行為のための国際分類 …… 15
看護師等の人材確保の促進に
　関する法律 …………………… 98
看護診断 ……………………… 100
看護成果分類 ………………… 101
看護の専門性 …………………… 90
看護の対象 ……………………… 92
看護婦養成所 …………………… 79
看護理論 ………………… 17, 81
看護倫理 ………………………… 14
感染症 ……………………… 4, 40
感染症の予防及び感染症の患者に
　対する医療に関する法律 …… 5
感染症法 …………………………… 5
官民連携 ………………………… 29
気候変動 ………………………… 58
技術協力 ………………… 36, 121
技術協力専門家 ………… 40, 122
基本ニーズ ……………………… 18
キャパシティ・ディベロップメント
　………………………………… 38
救援期 …………………………… 62
局地災害 ………………………… 61
緊急外科チーム ………… 112, 114
グラント・エレメント ………… 36
クリミア戦争 …………………… 78
グローバリゼーション ………… 57
グローバルスタンダード ……… 14
グローバルファンド …………… 29
グローバルヘルス ……………… 27
経済 ……………………………… 12
経済協力開発機構 ……………… 35
経済連携協定 …………………… 19
決定権 ………………………… 145
原因を問わず，国際的な公衆衛生
　上の脅威となる，あらゆる事象
　………………………………… 6
健康寿命 ………………………… 3

健康障害リスク 45
広域災害 61
公衆衛生福祉局看護課 79
高齢化 24
高齢者のための国連原則 24
国際医療コーディネーター 135
国際外来 133, 143
国際看護師協会 14
国際基準 100
国際協力機構 35, 121
国際協力銀行 36
国際緊急援助隊 122
国際厚生事業団 20
国際疾病分類 6
国際診療 132
国際生活機能分類 7
国際赤十字 113
国際赤十字・赤新月運動 65
国際赤十字・赤新月社連盟 112
国際保健医療 2, 9, 14
国際保健規則 6
国際保健政策 33
国際保健に関する洞爺湖行動指針 33
国際連合 46, 58
国際労働機関 45, 46
国際労働基準 54
国連開発計画 32
国連児童基金 28
国連難民高等弁務官事務所 112
個人 9
国家間看護 143
言葉のツール 147
コミュニケーション 16
　　──能力 96
　　──方法 146

さ行

災害 58
　　──看護 57
　　──サイクル 61
　　──発生期 62
　　──要援護者 63
差別 64
産業保健 45
サンライズ・モデル 85
死因 3
自助努力 124
自然災害 60
持続可能な開発目標 30
疾病，傷害及び死因の統計分類 7
指定感染症 5
児童の権利に関する条約 64
シニア海外ボランティア 40, 122
宗教 9, 76
　　──改革 77
十字軍 76
自由貿易協定 19
主体性 124
出産 138
ジュネーブ条約 64
障害者の権利に関する条約 64
情報量 145
食事 137
食文化 136
女子に対するあらゆる形態の差別の撤廃に関する条約 64
人為的災害 60
新オレンジプラン 25
新感染症 5
人口やエイズに関する地球規模問題イニシアティブ 33
新人看護職員研修ガイドライン 98
スフィア・プロジェクト 64, 117
スマトラ島沖地震 66
静穏期 62
青年海外協力隊 40, 122
政府開発援助 34, 121
世界人権宣言 64
世界保健機関 28, 58, 90, 95
赤十字 112
赤十字国際委員会 112
戦傷外科 116
　　──病院 112
戦争 76
専門的システム 87
卒後臨床研修評価機構 100

た行

ダイバーシティー 94
高木兼寛 79
多国間援助 29, 121
多次元貧困 116
多様性 94
地域における医療及び介護の総合的な確保を推進するための関係法律の整備等に関する法律 25
地球温暖化 58
チーム医療 99, 147
特殊災害 60
特定行為 99
特定行為に係る看護師の研修制度 99

な行

ナイチンゲール看護学校 78
新島襄 79
二国間援助 29, 36, 121
日本看護協会 14, 59, 63, 80, 89, 147
日本語もしくは日本についての情報が限られた患者 144
入院日数 139
人間開発報告書 32
人間の安全保障 32

妊娠 …… 138
認知症 …… 25
認知症施策推進5か年計画 …… 25
ネイル・モーニィ …… 16
ノラ・J. ペンダー …… 82

は行

東日本大震災 …… 67
病院のシステム …… 139
フィールドホスピタル …… 114
複合災害 …… 61
復興期 …… 62
プライマリー・ヘルス・ケア
　…… 28, 82
プロジェクト・サイクル・マネジメント …… 123
プロジェクト・デザイン・マトリックス …… 123
フローレンス・ナイチンゲール
　…… 17, 74, 81
文化ケア …… 87
　──理論 …… 85
文化を超えた看護 …… 18, 143

紛争 …… 112
　──地域 …… 112
平均寿命 …… 3
平和と健康のための基本方針
　…… 35
ヘルスプロモーション …… 95
ヘルスプロモーション・モデル
　…… 82
訪日外国人 …… 132
保健医療制度 …… 145
保健師助産師看護師法 …… 98
保健システム …… 39
母子保健 …… 39
ボランティア事業 …… 122

ま行

マデリン M. レイニンガー
　…… 18, 85, 95, 145
マルチン・ルター …… 77
慢性期 …… 62
ミルトン・メイヤロフ …… 75
ミレニアム開発目標 …… 27
民間的システム …… 87

民族看護学 …… 86
無償資金協力 …… 36, 121
メディカルツーリズム …… 21

や行

有償資金協力 …… 36, 121
ユニバーサル・ヘルス・カバレッジ …… 31, 33

ら行

ライフライン …… 63
リプロダクティブヘルス …… 28
臨床推論 …… 101
倫理 …… 9
労働 …… 45

わ行

ワイズプログラム …… 48
ワイズ方式アクションチェックリスト …… 46
ワイズ方式参加型トレーニング
　…… 48

Basic & Practice
看護学テキスト 統合と実践―**国際看護**

2016年9月10日 初 版 第1刷発行

編　集	一戸　真子（いちのへ　しんこ）
発行人	影山　博之
編集人	向井　直人
発行所	株式会社 学研メディカル秀潤社 〒141-8414 東京都品川区西五反田2-11-8
発売元	株式会社 学研プラス 〒141-8415 東京都品川区西五反田2-11-8
印刷製本	凸版印刷株式会社

この本に関する各種お問い合わせ先
【電話の場合】
● 編集内容については Tel 03-6431-1237（編集部）
● 在庫，不良品（落丁，乱丁）については Tel 03-6431-1234（営業部）
【文書の場合】
● 〒141-8418　東京都品川区西五反田2-11-8
　　学研お客様センター『Basic & Practice 看護学テキスト 統合と実践―国際看護』係

©S. Ichinohe 2016.　Printed in Japan
● ショメイ：ベーシックアンドプラクティスカンゴガクテキストトウゴウトジッセン―コクサイカンゴ
本書の無断転載，複製，頒布，公衆送信，複写（コピー），翻訳，翻案等を禁じます．
本書を代行業者等の第三者に依頼してスキャンやデジタル化することは，たとえ個人や家庭内の利用であっても，著作権法上，認められておりません．
本書に掲載する著作物の複製権・翻訳権・譲渡権・公衆送信権（送信可能化権を含む）は株式会社学研メディカル秀潤社が管理します．

JCOPY〈（社）出版者著作権管理機構委託出版物〉
本書の無断複写は著作権法上での例外を除き禁じられています．複写される場合は，そのつど事前に，（社）出版者著作権管理機構（電話 03-3513-6969，FAX 03-3513-6979，e-mail: info@jcopy.or.jp）の許可を得てください．

　本書に記載されている内容は，出版時の最新情報に基づくとともに，臨床例をもとに正確かつ普遍化すべく，著者，編者，監修者，編集委員ならびに出版社それぞれが最善の努力をしております．しかし，本書の記載内容によりトラブルや損害，不測の事故等が生じた場合，著者，編者，監修者，編集委員ならびに出版社は，その責を負いかねます．
　また，本書に記載されている医薬品や機器等の使用にあたっては，常に最新の各々の添付文書や取り扱い説明書を参照のうえ，適応や使用方法等をご確認ください．

株式会社 学研メディカル秀潤社